一人吃两人补
孕产妇营养饮食方案

胡维勤 ◎ 主编

黑龙江出版集团
黑龙江科学技术出版社

图书在版编目（CIP）数据

一人吃两人补，孕产妇营养饮食方案 / 胡维勤主编.
-- 哈尔滨 ：黑龙江科学技术出版社，2016.11
ISBN 978-7-5388-8961-1

Ⅰ．①一… Ⅱ．①胡… Ⅲ．①孕妇－营养卫生②产妇
－营养卫生③孕妇－妇幼保健－食谱④产妇－妇幼保健－
食谱 Ⅳ．①R153.1②TS972.164

中国版本图书馆CIP数据核字(2016)第224310号

一人吃两人补，孕产妇营养饮食方案

YIREN CHI LIANGREN BU, YUNCHANFU YINGYANG YINSHI FANG'AN

主　　编	胡维勤
责任编辑	徐　洋
摄影摄像	深圳市金版文化发展股份有限公司
策划编辑	深圳市金版文化发展股份有限公司
封面设计	深圳市金版文化发展股份有限公司
出　　版	黑龙江科学技术出版社
	地址：哈尔滨市南岗区建设街41号　邮编：150001
	电话：（0451）53642106　传真：（0451）53642143
	网址：www.lkcbs.cn　www.lkpub.cn
发　　行	全国新华书店
印　　刷	深圳市雅佳图印刷有限公司
开　　本	723 mm×1020 mm　1/16
印　　张	12
字　　数	150 千字
版　　次	2016年11月第1版
印　　次	2016年11月第1次印刷
书　　号	ISBN 978-7-5388-8961-1
定　　价	39.80元

　　当妈妈确定真的有一个天赐的"礼物"来到了自己的身体中时，那种被爱猛然击中的感觉真的是美妙无比。这种感觉随着时间的推移：腹中胎儿茁壮成长引起妈妈体型变化、或出生后的婴儿一天天令人惊喜地成长的时候——作为妈妈的您心理也会随之改变。从受精卵发育至胎儿完全成熟，怀孕期间胎儿快速成长与发育所需的营养完全依赖于孕妈妈的饮食供应，孕妈妈应保证孕期饮食均衡，营养丰富而全面，在胎儿器官系统发育的不同阶段及时补充所需的营养素。当宝宝出生后，主要的营养来自于妈妈的乳汁，新妈妈应通过均衡的营养来保证乳汁的充足分泌，以保证宝宝的健康成长。

　　孕产期究竟吃些什么，是所有孕妈妈及家人最为关心的问题，这其中又包括孕前准备吃什么、怀孕期间吃什么、孕期不适症该吃什么、产后怎样调养身体等。本书以孕产妈妈营养需求为根本，全面解析各个时期孕产妈妈所需的营养，让妈妈与宝宝一起健康成长。

　　本书分为三大章，第一章主要介绍了在孕前、孕期、孕后妈妈该如何吃，给妈妈来个热身。第二章从怀胎十个月出发，分别介绍了每个孕月的饮食方案，陪伴宝宝和妈妈一起健康成长。第三章主要介绍了产后哺乳和恢复，给妈妈推荐了完美的饮食方案，另外，针对产后常见的不适症，介绍了有效的调理吃法。为迎接宝宝的到来做好充分的准备。

　　本书精选 100 余道孕产妈妈营养餐，每款均配有二维码可供扫描，读者可通过手机或其他电子设备观看到本款营养餐的视频操作。书中所有对应的菜谱图文结合，所用原料、配料一目了然，制作步骤详实细致。帮助读者轻松掌握菜谱做法，让孕产妈妈的日常饮食吃得健康、吃得安心。

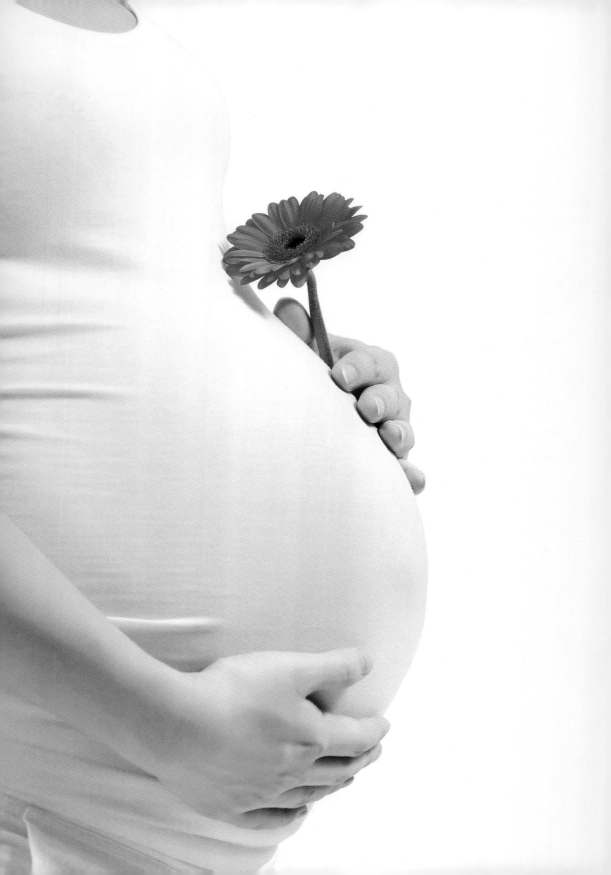

Chapter 1　一人吃两人补，每个时期都很重要

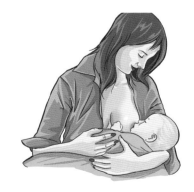

Chapter 2　孕期吃好是关键，营养补充全指导

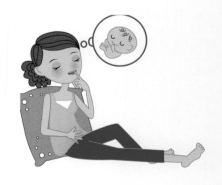

Contents

Chapter 3　产后哺乳和恢复，全靠营养来帮忙

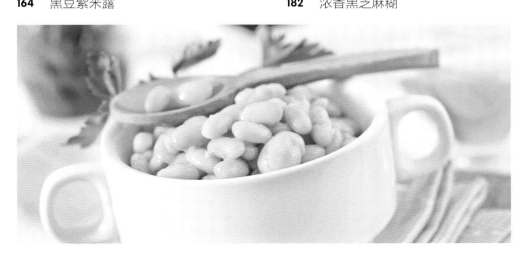

Chapter 1

一人吃两人补，
每个时期都很重要

无论是在备孕期，还是在孕期、产后，妈妈的饮食都是关系到妈妈和宝宝健康的最重要的方面。备孕期的营养储备、孕期的营养提供，以及产后乳汁的分泌，都需要妈妈摄入充足而多样的营养，才能满足妈妈和宝宝两个人的需求，这就是所谓的"一人吃两人补"。

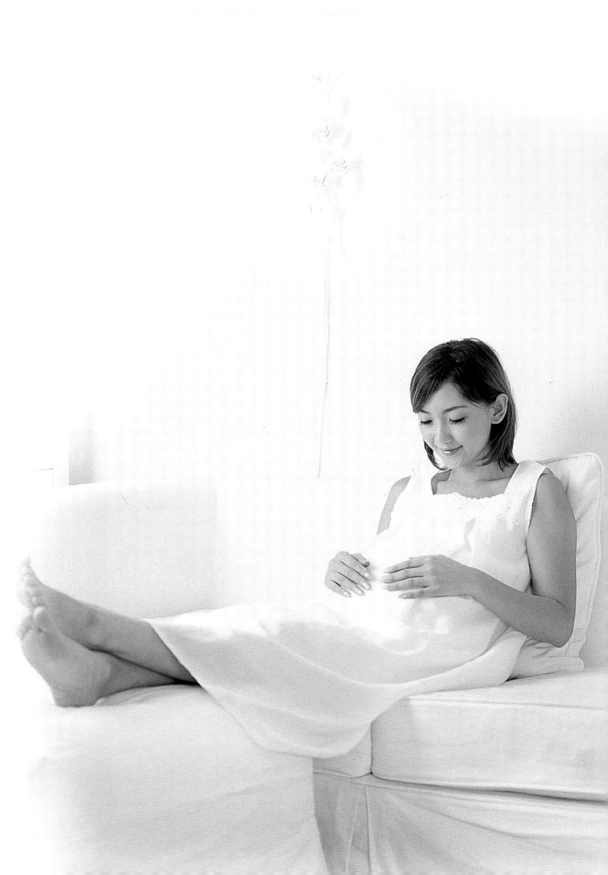

孕前——营养积累为宝宝的到来打好基础

妈妈们不但要经历十月怀胎的辛苦，还要经历分娩、哺乳等非常消耗体力的过程，因此，准妈妈在孕前要做好充分的准备，其中，营养准备尤其重要。只有在孕前做好充足的营养准备，才能够为宝宝的到来打下一个好的基础。

1. 孕前营养积累的重要性

孕前储备充分的营养，既能为妈妈存储能量，又能为胎儿的生长做好充分的准备，还能为产后恢复和哺乳打下好的基础。所以，准妈妈的营养准备最好提前三个月开始。

孕早期的营养补给有赖于孕前储备

胎儿的大脑和神经系统的发育最关键和重要的时期是怀孕之后三个月左右。在这个时期，胎儿的重要器官如心、肝、肠、肾等都已经分化完毕，大脑也开始迅速发育。因此，这个时期胎儿的营养供给特别重要。一旦营养成分供应不足，就会影响到胎儿的成长发育。

但是实际上，怀孕的前三个月恰恰是孕妈妈最容易发生早孕反应的时期。在这个时期，绝大多数的孕妈妈都会出现恶心、呕吐、食欲不佳等早孕反应，营养摄取大大受到影响。

因此，孕前的营养储备对于胎儿的生长发育有重要作用。

良好体质是胎宝宝健康成长的基础

在我们的各个成长阶段中，没有哪个阶段会像胎儿这样依赖于母体而存在。正是由于这样密切的联系，妈妈的体质才会对胎儿的健康产生重要的影响。

如果准妈妈孕前身体状况不佳，营养储备不足，那么胎儿的发育肯定会受到一些影响。孕前体质不佳的女性，怀孕之后由于各种原因往往体质更加差一些，这样不仅会影响胎儿的营养状况，还会在分娩的时候导致产力弱、子宫收缩无力、产程延长，甚至造成难产。

因此，孕妈妈在孕前将体质调理好是非常重要的。除了加强锻炼之外，还要注意身体排毒。其中，饮食排毒是一种既安全又有效的方法。能帮助人体排出毒素的食物主要有动物血，如猪、鸭、鹅等动物血；海藻类，如海带、紫菜等；鲜果蔬汁；富含膳食纤维的新鲜蔬菜，如芹菜、韭菜、豆芽、莴笋等。

2. 孕前需要补充的营养素

孕期的营养补充相当重要。那么，准妈妈们在孕前到底要补充哪些营养素呢？这些营养素对于孕妈妈和胎儿又有什么作用呢？

叶酸

叶酸是一种水溶性 B 族维生素，是蛋白质和核酸合成的必需因子。另外，血红蛋白、红细胞的构成，氨基酸的代谢以及大脑中长链脂肪酸的代谢都离不开叶酸。所以，准妈妈要提前 3 个月在医生的指导下开始补充叶酸，可以有效预防胎儿先天性畸形。叶酸广泛存在于绿色蔬菜中，如莴笋、菠菜、油菜、胡萝卜、蘑菇、西红柿等。另外，水果、肉类和其他食物中也含有叶酸，如猕猴桃、柠檬、樱桃、草莓、鸡肉、猪肝、牛肉、核桃、板栗、腰果、杏仁等。准妈妈可以多食用这些食物，也可以口服孕妇专用的叶酸补充片。

锌

锌是一些酶的组成要素，参与人体多种酶的活动，参与核酸和蛋白质的合成，能增强人体的免疫功能，对生殖功能也有着重要的影响。如果备孕妈妈能摄入足量的锌，分娩时就会很顺利，新生儿也会非常健康。孕妈妈缺锌不仅会导致胎儿发育不良，且对于孕妈妈自身来说，缺锌一方面会降低自身免疫力，另一方面还会造成孕妈妈味觉退化、食欲大减、妊娠反应加重，影响胎儿的生长发育。建议备孕女性和孕妈妈每日摄入 11～16 毫克的锌。富含锌的食物主要有海产品和动物内脏。

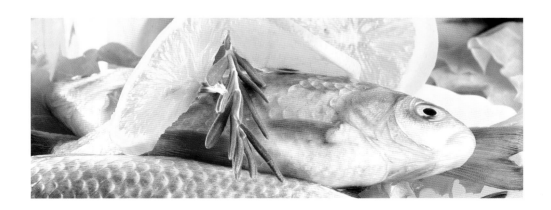

铁

在备孕期间补充铁是很重要的,补铁可以预防备孕妈妈贫血,改善血液循环,让脸色保持红润。铁缺乏会影响细胞免疫力和机体系统功能,降低机体的抵抗力,使感染率增高。孕期缺铁性贫血会导致孕妈妈出现心慌气短、头晕、乏力,也会导致胎儿宫内缺氧,生长发育迟缓,出生后出现智力发育障碍。备孕女性及孕妈妈每日应该至少摄入 18 毫克的铁。富含铁元素的食物主要有动物肝脏、瘦肉、豆类等。

钙

钙可以维护孕妈妈以及胎儿骨骼和牙齿的健康,维持心脏、肾脏功能和血管健康,有效控制孕妈妈在孕期所患炎症和水肿。如果备孕女性和孕妈妈钙缺乏,就会对各种刺激变得敏感,情绪容易激动,烦躁不安,易患骨质疏松症,而且对胎儿有一定的影响,如智力发育不良、新生儿体重过轻等。怀孕前、孕早期建议每日补充 800 毫克钙。富含钙的食物主要有牛奶、酸奶、奶酪、虾米、小虾皮、海带、牡蛎、花生、芝麻酱、豆腐、花菜、白菜、油菜、紫菜、木耳、蛋黄、猪肝等。

碘

碘具有调节体内代谢和蛋白质、脂肪的合成与分解作用。同时,碘还可以通过合成甲状腺素来调节机体生理代谢,从而促进生长发育,维护中枢神经系统的正常结构。孕妈妈缺碘可引起胎儿早产、死胎、甲状腺发育不全,并可影响胎儿中枢神经系统发育,引起先天畸形、甲状腺肿大、克汀病、脑功能减退等。建议备孕女性及孕妈妈每日摄入 16.5 克碘。富含碘的食物主要有海产品。

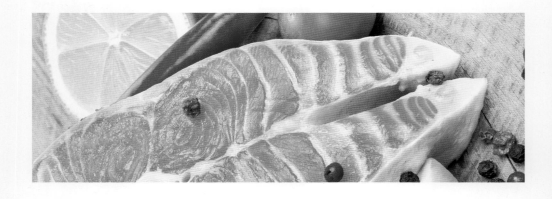

3. 孕前改掉不良饮食习惯

备孕的准妈妈们应该纠正生活中的一些不良的饮食习惯。从孕前就培养健康的饮食习惯和生活方式，会帮助您生一个健康、聪明、可爱的宝宝。

偏食、挑食

有的女性偏爱肉食，或有的人只吃素菜，有的人不吃内脏、不喝牛奶、不吃鸡蛋，这样偏食、挑食的现象往往会造成营养摄入单一。

无节制的进食

一些女性不控制饮食量，孕前肥胖，孕期体重增加40多千克，造成有的孕妇肥胖，胎儿巨大。

食品过精、过细

孕前和孕产期女性是家庭的重点保护对象，一般都吃精米、精面，不吃粗粮，造成维生素B_1严重缺乏和不足。

常喝含咖啡因的饮料

如咖啡、茶叶、巧克力和碳酸类饮料等。女性大量饮用后，均会出现恶心、呕吐、头痛、心跳加快等症状，无益于健康。

吸烟、饮酒

香烟里的尼古丁对受精卵、胎儿、新生儿的发育都有一定的损害，酒精是导致胎儿畸形和智力低下的重要因素。

孕期——宝宝和妈妈一起"吃"

整个孕期大约 40 周的时间，胎儿从一个受精卵逐渐发育成足月的胎宝宝，身体各个器官发育成熟。而孕妈妈在这一段时间中，既要为胎儿供给营养，又要满足自身的营养需要，身体各个器官也要承受额外的负担。在这一过程中，孕妈妈吃进去的营养必须要供给两个人的需求。因此，孕妈妈的孕期饮食非常重要。

1. 孕早期

孕早期是指怀孕的前三个月。孕早期是胚胎着床发育的重要时期，这个时候孕妇会出现孕吐、乳房胀痛等早孕反应，因此，要保持心情愉快，合理调整饮食，放松心情去应对。

孕早期胎儿的重要器官如心、肝、肠、肾等都已经分化完毕，大脑也迅速发育，所有的器官、肌肉、神经都开始工作，身长大约 65 毫米，手指和脚趾已经完全分开，一部分骨骼开始变得坚硬，并出现关节雏形。因此，这一时期胎儿需要非常充足的营养供给。

孕早期准妈妈会出现早孕反应，轻则恶心、呕吐、食欲不佳，重则吐血，需要卧床休养。因此，孕早期的营养补充非常重要。

孕早期注意补钙

多吃蛤蜊、小鱼干、发菜、黄豆、黑豆、黑芝麻等食物，这些都含有丰富的钙质，足够的钙质可以预防紧张、头痛、腿部抽筋、失眠、蛀牙、宝宝的骨骼及牙齿发育不良等问题。

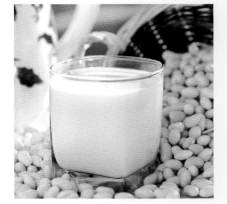

孕早期注意补铁

铁质对女性一向很重要，到了怀孕更是不可缺少的营养，蛋黄、肉类、肝脏、绿色蔬菜、全麦面包、五谷等就含有丰富的铁，铁可以补血，帮妈妈和宝宝预防贫血的问题。

孕早期补充维生素和叶酸

B 族维生素、维生素 A、维生素 C、维生素 D、维生素 E、维生素 K 等对孕妇都是不可缺少的营养。多食用动物肝脏、小麦胚芽、酵母等，可以减缓怀孕的不适，如恶心、头痛、失眠、抽筋等。另外，蔬菜、水果一定要多吃，可以防止便秘，让排便更顺畅。

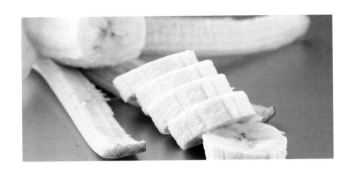

2. 孕中期

孕中期胎儿完成了大部分器官的生长和发育，并不断地增大增重。发育的同时也逐步变得有意识、对感觉有反应，对子宫外的声音刺激有所反应。孕中期结束时胎儿双眼已经成形，眼皮可以睁开，胎儿的身长约为 35 厘米，重量在 750 克到 1100 克。

孕妈妈在孕中期需要多摄入主食。中期胎儿迅速生长以及母体组织的生长需要大量热能，这均需由摄入主食予以满足。充足的主食摄入对保证热能供给，节省蛋白质，保障胎儿生长和母体组织增长有着重要的作用。此外，孕妈妈在孕中期对血红素铁、维生素 B_2、叶酸、维生素 A 等营养素需要量明显增加。脂质尤其必需脂肪酸是细胞膜及中枢神经系统髓鞘化的物质基础。孕中期胎儿机体和大脑发育速度加快，对脂质及必需脂肪酸的需要增加，要注意补充。

3. 孕晚期

孕晚期胎儿发育成熟，所需要的营养更加全面和充足。孕妈妈要准备分娩，也需要存储一定的能量。这段时期孕妈妈的饮食应保证有充足的营养，但是最重要的是要合理饮食，过量的食物无论对胎儿还是对孕妈妈都是有害的。合理饮食、营养均衡、少吃多餐是比较好的选择。

产后——妈妈吃得好，宝宝粮仓足

母乳是宝宝一岁之前的最佳食物，而妈妈乳汁充足，在很大程度上要依赖于饮食的供应。如果妈妈的饮食中营养不足，就难以产生量足且高质量的母乳，宝宝的生长发育也就会受到一定程度的影响。因此，妈妈在产后吃得好，宝宝才会有充足且质量高的"粮食"。

1. 产后几天饮食要清淡

新妈妈在产后的几天，由于肠胃功能较弱，身体功能有待恢复，乳腺也不够通畅，因此，饮食要尽量清淡一些，多吃面汤、蔬菜，防止消化不良、乳腺炎等不适情况产生。

2. 少量多次

新妈妈产后饮食要少量多次，切忌暴饮暴食。产后过量的饮食会导致新妈妈产生肥胖问题，对于新妈妈的身体健康非常不利。一般来说，新妈妈产后脾胃虚弱，进食过多、进餐间隔过长都不利于消化吸收。因此，新妈妈最好每天五餐。这样既能保证营养，又能保护脾胃。

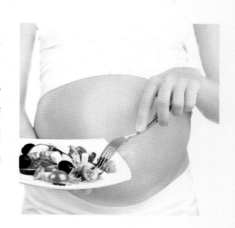

3. 均衡营养

新妈妈产后营养要均衡。饮食的营养均衡对于新妈妈产后身体恢复是有很大作用的。日常的饮食除了要摄取肉类外，还要补充蛋白质，搭配蛋类、海鲜和蔬菜。鱼虾海鲜类热量低，所含的蛋白质品质又比一般的肉类更优质，是产后非常好的营养来源。而蔬果所含的丰富的矿物质和维生素，是肉类不能及的，所以一定要搭配着吃，补充各方面的营养。

4. 食物要细软、易消化

新妈妈产后肠胃功能相对比较虚弱，所以要多吃一些细软、易消化的食物，尽量少吃或不吃油炸食物和坚硬、带壳的以及不易消化的食物。另外，新妈妈产后体力透支，会有牙齿松动的现象，如果吃太硬的食物会伤及牙齿健康。

5. 早餐要吃好

有些新妈妈由于起夜喂奶等原因，打乱了正常的生活规律，导致睡眠不足、食欲不振，因此早餐常常被忽略。其实，哺乳期妈妈的早餐是非常重要的。早餐不仅要吃，还要吃好。新妈妈进食营养丰富均衡的早餐既有利于身体的恢复，也有利于哺乳，对妈妈和宝宝都是非常有好处的。

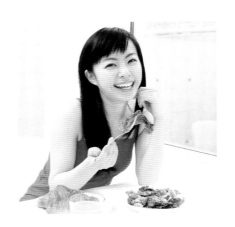

6. 严格控制脂肪的摄取

随着生活条件的好转，新妈妈的营养摄入越来越充分。但是，营养充足不代表整天吃大鱼大肉，脂肪摄取过多也是不可取的。科学的营养摄入要保证动物性蛋白质的摄取，荤食素食要成一定比例，这样更能保障新妈妈的健康和乳汁的质量。比如，可以将肉替换成豆腐、菌类等素食，一样能摄取足够的蛋白质。

7. 少吃硬、咸、生冷的食物

新妈妈身体还相对虚弱，活动量也比较小，吃硬的食物很容易造成消化不良。咸食中含有比较多的盐，容易引起体内水钠潴溜，造成水肿；夏季坐月子的新妈妈大多喜欢冰淇淋、冰镇饮料和过凉的拌菜等，但过早食用这些食物不仅会影响牙齿和消化功能，还容易损伤脾胃。

Chapter 2

孕期吃好是关键，
营养补充全指导

孕期营养对于孕妈妈和宝宝来说，非常关键。在孕期的 10 个月当中，妈妈和宝宝所需要的营养也是不同的。怎样从孕妈妈的日常饮食中来摄取满足妈妈和宝宝所需要的营养，是我们最关注的内容。本章就从这个方面为您详细解答。

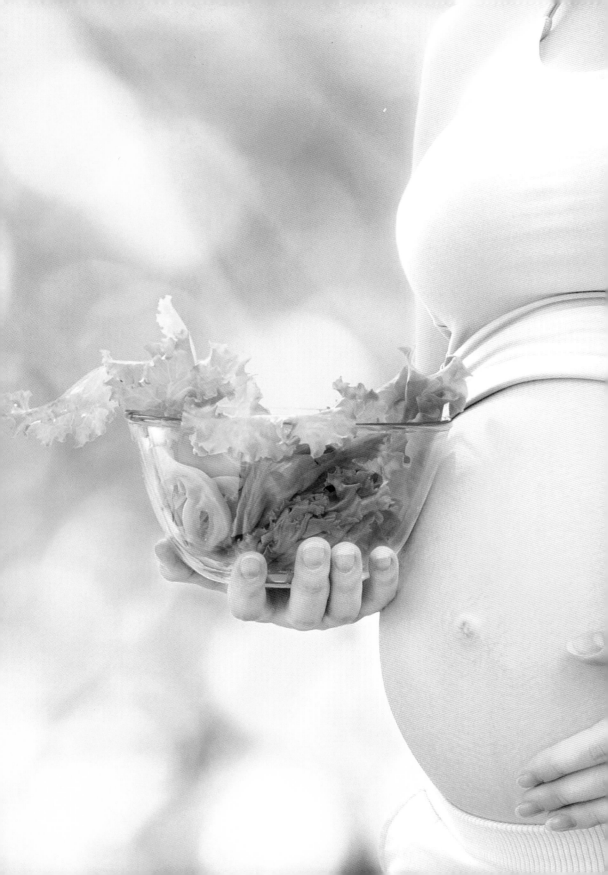

孕1月——悄悄降临的小生命

孕1月，孕妈妈依旧可以按照正常的饮食习惯进食，但有个前提就是，您原本的饮食习惯是健康有序的。检视一下您的饮食习惯，有没有闯"红灯"呢?

1. 孕1月妈妈的饮食原则

保持规律饮食

准妈妈在孕1月的时候几乎是没有什么特别感觉的。如果之前的饮食本身就很规律，在这段时间，只需要保持就可以了。如果之前饮食习惯不佳，经常不按时吃饭，或者饥一顿饱一顿，或者暴饮暴食，就要调整不良的习惯，保持规律的饮食习惯了。

少吃多餐

少吃多餐是一种非常健康的饮食方式，既能保证充足的营养摄入，又能防止暴饮暴食，伤害肠胃。在正常三餐的基础上，可以准备一些小零食，如水果、干果等，分别在上午和下午作为加餐。

饮食清淡

如果有的准妈妈孕前习惯重口味饮食，在怀孕之后要慢慢调整。重口味饮食不利于健康，会引发妊娠高血压、水肿、肠胃不适等。清淡的饮食要注意少油、少盐，少吃油炸食物、高糖食物及腌渍食物。

2. 孕1月宝宝和妈妈所需关键营养

叶酸

叶酸是一种非常重要的B族维生素。对于胎宝宝来说，叶酸是蛋白质和核酸合成的必需因子。另外，血红蛋白、红细胞的构成，氨基酸的代谢以及大脑中长链脂肪酸的代谢都离不开叶酸。叶酸可以保障胎儿的神经系统健康发育，预防出生缺陷，降低新生儿患先天白血病的概率。叶酸还可以提高孕妈妈的生理功能，增强抵抗力，预防妊娠高血压等症。

如果缺乏叶酸，可能会导致胎儿神经管畸形、发育迟缓、早产、体重过低等。医学研究表明，新生儿患先天性心脏病和唇腭裂也与缺乏叶酸有关。对于孕妈妈来说，缺乏叶酸容易导致妊娠高血压、胎盘发育不良、胎盘早剥、自发性流产等。

叶酸广泛存在于绿色蔬菜中，如莴笋、菠菜、油菜、胡萝卜、蘑菇、西红柿等。另外，水果、肉类和其他食物中也含有叶酸，如猕猴桃、柠檬、樱桃、草莓、鸡肉、猪肝、牛肉、核桃、板栗、腰果、杏仁等。

蛋白质

蛋白质是人体每一个组织都不可缺少的物质，大脑、血液、肌肉、骨骼、毛发、皮肤、内脏等各个部位的形成都离不开蛋白质。在我们的机体中，每一个细胞都有蛋白质的参与，它能生成和修复细胞组织、促进生长发育、保持体内的酸碱平衡、维持毛细血管的正常渗透，并供给热量。如果孕妈妈缺乏蛋白质，胎儿会发育迟缓、体重过轻。

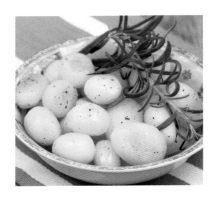

富含蛋白质的食物主要有肉类，如牛肉、羊肉、猪肉、猪蹄、鸡肉、鸭肉、鱼肉等。蔬菜、水果、干果和谷物中也含有蛋白质，如土豆、花菜、芦笋、无花果、樱桃、芝麻、核桃、杏仁、黄豆、黑豆等。

3. 孕1月饮食红灯

忌过量饮用含咖啡因的饮料

众所周知，咖啡因是一种能够令人神经兴奋的物质。如果孕妈妈过量饮用含咖啡因的饮料，如浓茶、浓咖啡等，就有可能刺激胎动增加，严重的还会危害胎儿的生长发育、诱发胎儿畸形，甚至会导致死胎。如果孕妇精神不佳，可选择到室外呼吸新鲜空气。

忌滥补维生素

由于胎儿和孕妈妈的双重需要，孕妈妈对于维生素的需求量相比孕前有所增加，但是，补充维生素要适量，切忌滥补、过量补充。有研究表明，滥补维生素可能会对胎儿的神经管造成影响，导致大脑发育受损。因此，孕妈妈补充维生素最好从食物中补充，如果要额外摄入，最好在医生的指导下进行。

忌偏食

大多数孕妈妈在孕早期会胃口不佳，但是要尽量避免偏食。孕妈妈如果偏食严重，不仅会影响自身的营养摄入，还会影响胎儿的发育。

有些孕妈妈喜欢素食。素食一般含有的维生素较为丰富，但是普遍缺乏牛磺酸。如果是素食者，建议采用蛋奶素，适量多摄入些鸡蛋、牛奶来补充牛磺酸。

另外，随着生活水平的提高，我们在日常饮食中习惯了精米、精面，忽略了粗粮的重要性。多吃粗粮可以补充微量元素及膳食纤维，对于孕妈妈和胎宝宝都有益处。

忌食用有害健康的蔬菜

没熟透的四季豆：如果食用没有熟透的四季豆，就有可能引起头晕、呕吐等症状，对于孕妈妈非常不利。

新鲜的黄花菜：新鲜的黄花菜中含有秋水仙碱，不宜直接食用，否则会引起腹痛、腹泻、呕吐等症状。

发芽的土豆：发芽的土豆中含有龙葵碱，对肠胃黏膜有刺激作用，对中枢神经还有麻痹作用，不宜食用。

无根豆芽：大多数无根豆芽多数是以激素和化肥催发的，无根豆芽是国家食品卫生管理部门明文禁止销售和食用的蔬菜之一。

燕麦黄豆豆浆 （孕1月推荐食谱）

原料

水发黄豆........ 70 克
燕麦片 .... 30 克

调料

白糖.............. 15 克

做法

1. 取备好的豆浆机，倒入洗净的黄豆，撒上燕麦，注入清水。
2. 盖上机头，选择"快速豆浆"，待机器运转20分钟，磨出豆浆。
3. 断电后取下机头，倒出燕麦豆浆，装在小碗中。
4. 饮用时加入白糖，拌匀即可。

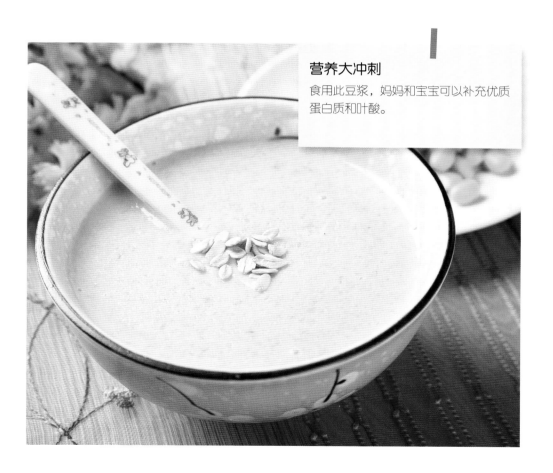

营养大冲刺

食用此豆浆，妈妈和宝宝可以补充优质蛋白质和叶酸。

菠菜蒸蛋羹 （孕1月推荐食谱）

原料

菠菜.............. 25 克
鸡蛋.............. 2 克
清水..........100 毫升

调料

盐 .... 2 克
鸡粉.............. 2 克
芝麻油 ....适量

做法

1. 择洗好的菠菜切碎，待用。

2. 鸡蛋倒入碗中，用筷子搅散打匀，在蛋液中倒入清水，搅匀，放入盐、鸡粉，搅匀调味，再放入菠菜碎。

3. 备好的电蒸锅烧开，将蛋液放入，将时间旋钮调至10 分钟。

4. 掀开锅盖，将蛋羹取出，淋上芝麻油即可食用。

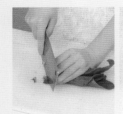 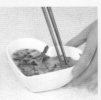 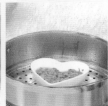 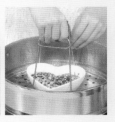

营养大冲刺

食用这道菜，妈妈可以补充膳食纤维，宝宝可以补充蛋白质。

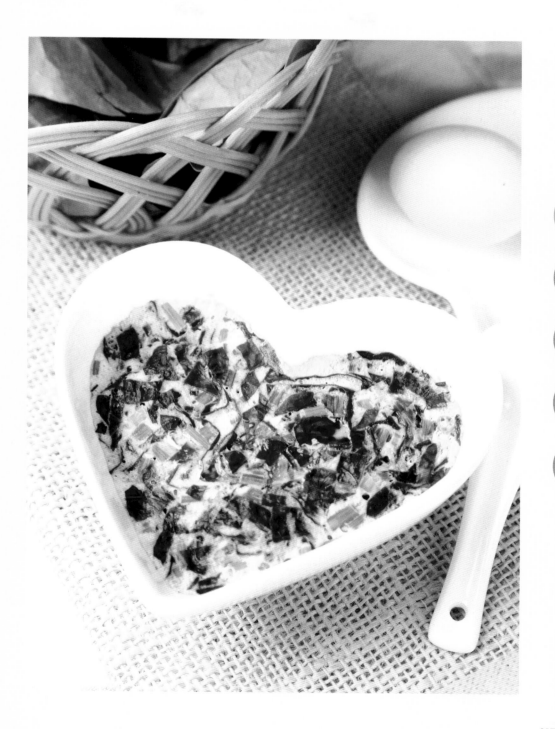

西红柿炒山药 （孕1月推荐食谱）

原料

西红柿 .... 100 克
山药 .... 200 克
蒜末、葱花 .. 各少许

调料

盐 .... 5 克
鸡粉 .... 2 克
白醋 .... 10 毫升
水淀粉、食用油各适量

做法 ....

1. 把洗净的西红柿切成片；去皮洗净的山药切成片。

2. 锅中注水烧开，加入 2 克盐、白醋、山药片，煮约 2 分钟至断生，捞出煮好的山药，沥干水分。

3. 用油起锅，放入蒜末，爆香，放入西红柿片、山药片，炒匀，加入 3 克盐、鸡粉，炒匀调味。

4. 注入清水，煮沸后转大火收汁，倒入水淀粉勾芡，撒上葱花，炒匀，将炒好的材料盛出装盘即成。

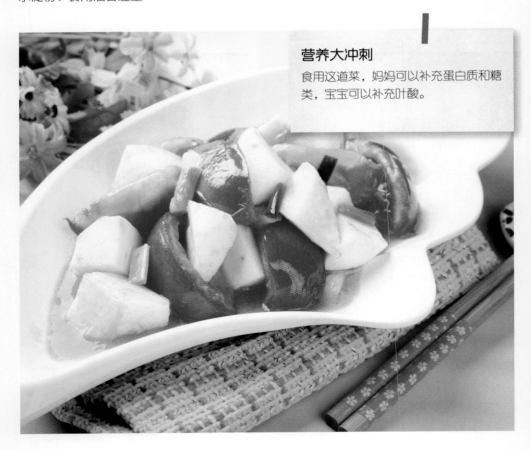

营养大冲刺

食用这道菜，妈妈可以补充蛋白质和糖类，宝宝可以补充叶酸。

猕猴桃炒虾球 （孕1月推荐食谱）

原料

猕猴桃 .... 60 克
鸡蛋 .... 1 个
胡萝卜 .... 70 克
虾仁 .... 75 克

调料

盐 .... 4 克
水淀粉、食用油各适量

做法

1. 猕猴桃切小块；胡萝卜切成丁；虾仁背部去除虾线。

2. 将虾仁装入碗中，加入 1 克盐、水淀粉，抓匀，腌渍至入味；将鸡蛋打入碗中，放入 1 克盐、水淀粉，用筷子打散，调匀。

3. 锅中倒入清水烧开，放入 1 克盐、胡萝卜，煮至断生，捞出；热锅注油，倒入虾仁，炸至转色，把炸好的虾仁捞出。

4. 锅底留油，倒入蛋液，炒熟，盛出；用油起锅，倒入胡萝卜、虾仁，炒匀，倒入鸡蛋、1 克盐、猕猴桃，炒匀，倒入水淀粉，炒至入味，盛出装盘即可。

营养大冲刺

食用这道菜，妈妈可以补充蛋白质和钙，宝宝可以补充蛋白质和叶酸。

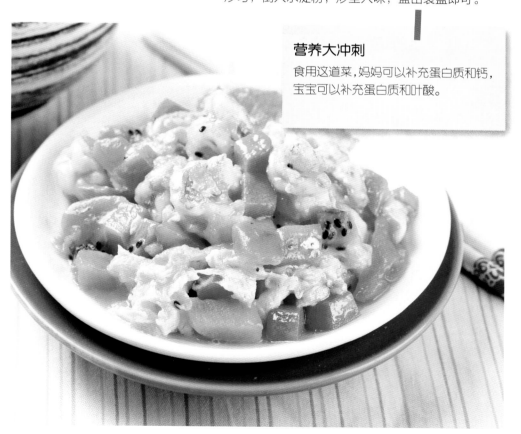

孕1月
孕2月
孕3月
孕4月
孕5月

孕2月——幸福与不安的交织

在孕2月，孕妈妈可能因为早孕反应而无法正常饮食，胎儿还只有一颗绿豆大小，只要孕妈妈采取积极的饮食策略，就能巧妙应对早孕反应。

1. 孕2月妈妈的饮食原则

饮食宜清淡易消化

孕早期出现孕吐反应，孕妈妈的食物宜清淡易消化。油腻的食物不仅不利于消化，而且还会引起孕妈妈的恶心、呕吐等反应。适当吃清淡、易消化的食物，如馒头、花卷、面条、面包等，可以保护孕妈妈的肠胃健康，减轻孕吐反应。

能量与孕前维持平衡

很多孕妈妈觉得胎儿需要很多营养和能量，所以常常导致能量摄入过量。其实，孕早期与孕前能量维持平衡最好。孕早期由于基础代谢增加不明显，胚胎发育缓慢，孕妈妈如果摄入过多的能量，反而会加重身体负担。

没有食欲也要尽量吃

孕早期的时候孕妈妈会出现早孕反应，没有食欲，看见食物不想吃，看到油腻的食物还会恶心。但是，为了孕妈妈和胎儿的营养，没有食欲也要尽量吃，也可以适量多吃一些水果，如柑橘、菠萝、猕猴桃和香蕉等。

2. 孕 2 月宝宝和妈妈所需关键营养

锌参与人体内的多种酶的活动，参与核酸和蛋白质的合成，能增强免疫力，还能促进生长发育，改善味觉。孕妈妈在孕期需要摄入足够的锌，否则宝宝出生后会出现味觉差、厌食等现象。

富含锌的食物有白萝卜、胡萝卜、南瓜、茄子、白菜、苹果、香蕉、瘦肉、鱼肉、猪肝、牛肝、花生、核桃、芝麻等。

碘是人体甲状腺激素的主要构成成分。甲状腺激素可以促进生长发育，影响大脑皮质和交感神经的兴奋。如果孕妈妈摄入碘不足，可造成胎儿甲状腺激素缺乏，导致宝宝出生后甲状腺功能低下。

富含碘的食物主要有海产品，如海带、海蜇、紫菜、龙虾、海鱼，还有蔬菜、水果类，如蘑菇、豆腐、芹菜、山药、大白菜、杨桃、梨等。

维生素 A

维生素 A 对视力、上皮组织及骨骼发育、精子生成和胎儿发育都很重要。孕妈妈在妊娠期间的不同时期维生素 A 水平会有所升降，所以要适当补充。

富含维生素 A 的蔬菜有大白菜、马齿苋、荠菜、西红柿、茄子、南瓜、黄瓜、菠菜等；富含维生素 A 的水果主要有苹果、梨、枇杷、樱桃、香蕉、荔枝、西瓜、甜瓜等；另外，猪肉、鸡蛋、绿豆、核桃仁、大米中也含有维生素 A。

水在人体中有非常重要的作用。各种营养素的吸收和运转都离不开水分。成人体内的水分约占体重的 2/3，婴儿体内的水分能占到体重的 70%~80%。孕妈妈在孕期缺水会导致体内代谢失调，甚至引起代谢紊乱。

孕妈妈可以喝白开水补充水分，也可以吃一些富含水分的蔬菜和水果，如西红柿、西瓜、葡萄、梨、苹果等。

孕1月

孕2月

孕3月

孕4月

孕5月

3. 孕 2 月饮食红灯

忌食糖过量

孕早期女性忌过多食用含糖量高的食物，如水果糖、蜜饯等。实验研究表明，糖分摄入过量不仅会降低免疫力，还会增大患糖尿病的概率。如果孕期女性摄入过多的高糖食物，就会增大生出巨儿的概率，还有可能使胎儿先天畸形。

忌食影响钙、锌吸收的食物

孕早期女性忌食菠菜等影响钙、锌吸收的食物。锌能增强免疫力，促进胎儿生长发育，改善味觉。孕妈妈在孕期需要摄入足够的锌，否则宝宝出生后会出现味觉差、厌食等现象。钙可以维护骨骼和牙齿健康，维护心脏、肾脏功能和血管健康，有效控制孕期水肿。

忌食具有活血化瘀功效的食物

孕早期不能食用油菜、益母草、黑木耳、木瓜、马齿苋、山楂等食物，这些食物都在一定程度上有促进人体血液循环，活血化瘀的功效，而在怀孕早期，孩子的气血刚刚成形，食用这些食物容易造成流产，所以不宜食用。

忌食寒凉、凉血食物

孕早期不能食用茄子、木耳菜、慈姑、仙人掌、薏米、螃蟹等食物，这些食物多是寒凉之物，《本草求真》中说："茄味甘气寒，质滑而利，孕妇食之，尤见其害"。而木耳菜不仅性寒，还具有滑利凉血的功效，所以不宜食用。

忌饮咖啡、浓茶、酒

孕早期女性忌饮咖啡、浓茶和酒。咖啡和浓茶中含有咖啡因，会影响胎儿的神经发育。浓茶中的茶多酚还会影响铁的吸收，孕妈妈长期饮浓茶会造成缺铁性贫血。酒精具有很强的刺激性，会影响胎儿的神经发育。

胡萝卜玉米虾仁沙拉 （孕 2 月推荐食谱）

原料

胡萝卜 .... 200 克
鲜玉米粒 ...... 100 克
洋葱 .... 130 克
虾仁 .... 80 克
熟红腰豆 .... 70 克

调料

橄榄油 .... 适量
盐、鸡粉 ...... 各 2 克
蒸鱼豉油 .... 4 毫升

做法

1. 去皮的胡萝卜切丁；洋葱切小块；虾背去除虾线。
2. 锅中注入清水烧开，放入 1 克盐、橄榄油、胡萝卜，煮约半分钟，加入玉米粒，拌匀，煮沸，再放入洋葱、虾仁，煮约 2 分钟至熟，把食材捞出，沥干水分。
3. 将食材装入碗中，放 1 克盐、鸡粉、蒸鱼豉油、橄榄油，拌匀。
4. 把拌好的食材装盘，放上红腰豆即可。

营养大冲刺

食用这道菜，妈妈和宝宝都可以补充胡萝卜素、锌和碘。

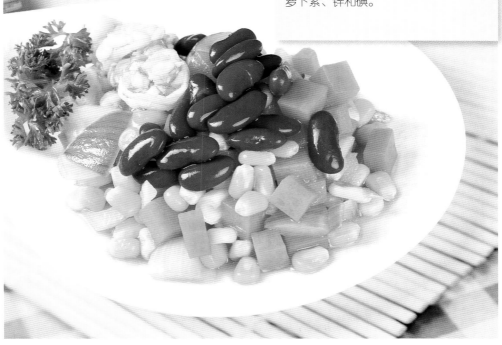

茄汁黄瓜 （孕 2 月推荐食谱）

原料

黄瓜............. 120 克
西红柿........ 220 克

调料

白糖................. 5 克

做法

1. 洗净的西红柿表皮划上十字刀。

2. 锅中注入清水烧开，放入西红柿，稍用水烫一下，将西红柿捞出，装入盘中，剥去表皮。

3. 将黄瓜放在砧板上，旁边放置一支筷子，切黄瓜但不完全切断，用手稍压一下，使其片状呈散开状。

4. 将黄瓜摆放在盘子中；西红柿切成瓣，摆放在黄瓜上面，撒上白糖即可。

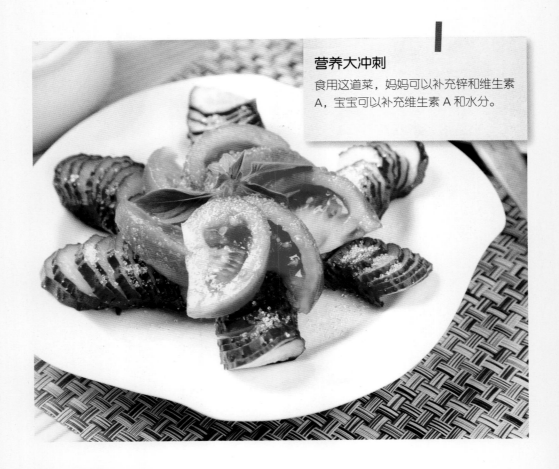

营养大冲刺

食用这道菜，妈妈可以补充锌和维生素A，宝宝可以补充维生素 A 和水分。

花生黄豆浆 （孕2月推荐食谱）

原料

花生.............. 70 克
水发黄豆........ 70 克

调料

白糖.............. 8 克

做法

1. 把洗净的花生、黄豆倒入豆浆机中，注入适量清水，至水位线即可。

2. 盖上豆浆机机头，选择"五谷"程序，再选择"开始"键，开始打浆。

3. 待豆浆机运转约 15 分钟，即成豆浆。

4. 将豆浆机断电，取下机头，将豆浆盛入碗中，加入白糖，搅拌片刻至白糖溶化即可。

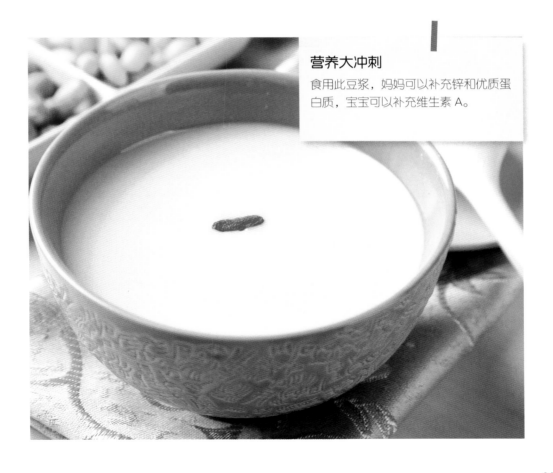

营养大冲刺

食用此豆浆，妈妈可以补充锌和优质蛋白质，宝宝可以补充维生素 A。

孕1月

孕2月

孕3月

孕4月

孕5月

酱爆虾仁 （孕2月推荐食谱）

原料

虾仁.............200 克
青椒.............20 克
姜片、葱段 .. 各少许
海鲜酱.........25 克

调料

盐...................2 克
白糖、胡椒粉各少许
料酒.............3 毫升
蚝油...........20 毫升
水淀粉、食用油各适量

做法

1. 将洗净的青椒切开，去子，再切片。

2. 虾仁装碗中，加入盐，撒上胡椒粉，快速拌匀，再腌渍约 15 分钟，待用。

3. 用油起锅，撒上姜片，爆香，倒入腌渍好的虾仁，炒至淡红色。

4. 放入青椒片，倒入备好的蚝油、海鲜酱，炒匀，加入白糖、料酒，炒匀，倒入葱段，再用水淀粉勾芡，盛出炒好的菜肴，装入盘中即可。

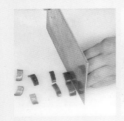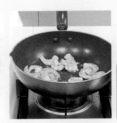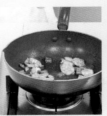

营养大冲刺

食用这道菜，妈妈可以补充碘和维生素A，宝宝可以补充碘。

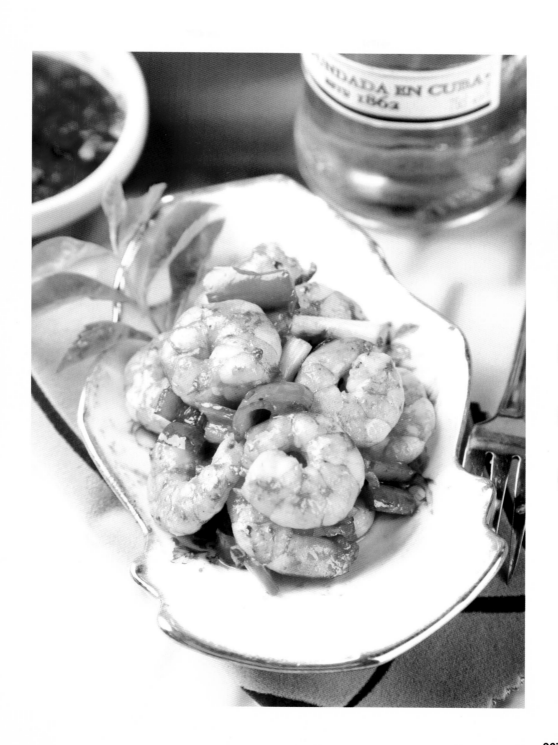

孕 3 月——保证营养，不怕孕吐

孕 3 月，不少孕妈妈依然受妊娠反应的困扰，孕妈妈更要掌握相应的饮食原则和技巧，尽量在进食少的情况下保证自身和胎儿发育的营养需求。

1. 孕 3 月妈妈的饮食原则

尽量选择自己想吃的食物

孕妈妈在第三个月的孕吐反应最为严重，所以，如果孕妈妈食欲不好，就尽量选择自己想吃的食物。孕妈妈还要注意少食多餐，尽量选择易于消化的、新鲜的食物，避免油腻、辛辣、刺激的食物。

饮水首选白开水

怀孕期间多饮水对孕妈妈有很多好处，既可以增加循环血量，促进新陈代谢，又可以增强自身免疫功能，预防感冒和便秘等，对胎儿的生长发育也有积极的促进作用。但是，孕妈妈饮水首选白开水。

一定要吃早餐

很多孕妈妈没有吃早餐的习惯，这对孕妈妈和胎儿都是有很大影响的。经过一整晚的消耗，孕妈妈和胎儿都需要一顿丰盛的早餐来补充营养，如果不吃可能会出现低血糖等症状，影响宝宝的生长发育。

2. 孕 3 月宝宝和妈妈所需关键营养

镁

镁可以修复受损细胞,促进人体内钙的吸收,使得骨骼和牙齿更加坚固,还能够降低胆固醇含量,促进胎儿的脑部发育。如果孕妈妈体内的镁含量过低,会容易引发子宫收缩,造成早产。

富含镁的食物有紫菜、胡萝卜、菠菜、荠菜、豆腐、香蕉、桂圆、柠檬、橘子、葡萄、牛肉、猪肉、黄豆、黑豆、花生、蛋黄、牛奶等。

钙

钙可以有效降低孕妈妈的收缩压和舒张压,保证大脑正常工作,还能维护骨骼和牙齿健康,维护心脏、肾脏功能和血管健康,有效控制孕期水肿。严重缺钙时,孕妈妈容易腿抽筋,甚至引发骨软化症。

富含钙的食物主要有芹菜、油菜、胡萝卜、黑木耳、扁豆、柠檬、苹果、哈密瓜、木瓜、羊肉、鸡肉、鸡蛋、黄豆、芝麻、花生等。

维生素 E

维生素 E 是一种很强的抗氧化剂,可以改善血液循环,增强免疫力,还能延缓衰老,预防癌症和心脑血管疾病。

维生素 E 在粮食、水果、蔬菜中普遍存在,如白菜、菠菜、甘蓝、红薯、山药、包菜、苹果、猕猴桃、香蕉、瘦肉、核桃、芝麻等。

维生素 B_6

维生素 B_6 主要参与蛋白质的代谢。人体所摄取的蛋白质越多,对维生素 B_6 的需求量就越大。

富含维生素 B_6 的食物主要有胡萝卜、土豆、包菜、红薯、香蕉、哈密瓜、枇杷、鸡肉、鱼肉、鸡肝、猪肝、豌豆、黄豆、绿豆、花生等。

膳食纤维

膳食纤维能够促进肠胃蠕动,帮助排便,有效缓解孕妈妈的便秘症状。

富含膳食纤维的食物主要有红薯、胡萝卜、芹菜、菠菜、小白菜、空心菜、苹果、柑橘、绿豆、燕麦、糙米等。

3. 孕 3 月饮食红灯

忌营养不良

孕 3 月的时候绝大多数孕妈妈会出现孕吐反应，轻则食欲不佳、恶心呕吐，重则呕吐不止，吃什么吐什么。但是，孕妈妈依然要尽量保证营养的摄入，避免营养不良。

孕妈妈营养不良会对胎儿的智力产生影响。胎儿脑细胞发育最旺盛的时期就是孕期的前三个月、后三个月以及出生后的一年之内。孕期营养不良还会导致孕妈妈贫血，胎儿容易早产。

忌食易过敏食物

如果是过敏体质的孕妈妈食用易过敏食物，不仅会导致胎儿患病，还会导致流产或胎儿畸形。这些易过敏食物经消化吸收后，可从胎盘进入胎儿血液循环中，妨碍胎儿的生长发育，或直接损害胎儿某些器官，如肺、支气管等。

不要吃过去从未吃过的食物；不要吃易过敏的食物，如虾、蟹、贝壳类食物及辛辣刺激性食物。

忌过多摄入鱼肝油和钙元素食物

有些孕妈妈为了给自己和胎儿补钙，大量服用鱼肝油和钙元素食品，这样对体内胎儿的生长是很不利的。孕妈妈长期大量食用鱼肝油和钙元素食品，会引起食欲减退、皮肤发痒、毛发脱落、皮肤过敏、眼球突出、维生素 C 代谢障碍等。同时，血中钙浓度过高，会导致肌肉软弱无力、呕吐和心律失常等，这些都是不利于胎儿生长的。

有的胎儿生下时就已萌出牙齿，一个可能是由于婴儿早熟的缘故；另一个可能是由于孕妈妈在妊娠期间大量服用维生素 A 和钙制剂或含钙元素的食品，使胎儿的牙滤泡在宫内过早钙化而萌出。钙可以被人体各个部分吸收利用，能够维持神经肌肉的正常张力，维持心脏跳动，并维持免疫系统功能，钙还能调节细胞膜毛细血管的通透性。所以孕妈妈不要随意服用大量鱼肝油和钙制剂，如果因治病需要，应按医嘱服用。

胡萝卜大杏仁沙拉 （孕 3 月推荐食谱）

原料

胡萝卜 ....80 克
大杏仁 ....10 克
生菜...............50 克
柠檬汁 ....10 毫升

调料

蜂蜜.................3 克
橄榄油 ....10 毫升
盐 ....少许

做法

1. 洗净去皮的胡萝卜切条，再切丁；择洗好的生菜切成段待用。
2. 取一个碗，倒入胡萝卜、生菜、杏仁。
3. 加入盐、柠檬汁、蜂蜜、橄榄油，搅拌匀。
4. 将拌好的食材装入盘中即可。

孕 1 月
孕 2 月
孕 3 月
孕 4 月
孕 5 月

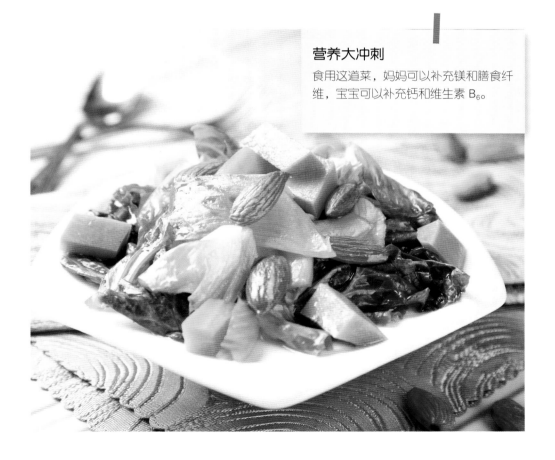

营养大冲刺

食用这道菜，妈妈可以补充镁和膳食纤维，宝宝可以补充钙和维生素 B_6。

蒜香茶树菇蒸牛肉 （孕3月推荐食谱）

原料

牛肉、茶树菇
..............各 150 克
蒜蓉..............18 克
姜蓉..............8 克
葱花..............3 克

调料

盐、胡椒粉 ..各 2 克
蚝油、干淀粉、生抽
料酒、食用油..........
..................各适量

做法

1. 将洗净的茶树菇切段；洗好的牛肉切片。

2. 把茶树菇放在蒸盘中，撒上 1 克盐，腌渍一会儿；
   肉片装碗中，放入料酒、姜蓉、生抽、蚝油、胡椒粉、
   1 克盐、食用油、干淀粉，拌匀，腌渍约 15 分钟。

3. 取备好的蒸盘，铺上腌渍好的牛肉，撒上蒜蓉，摆
   放整齐；备好电蒸锅，烧开水后放入蒸盘。

4. 盖上盖，蒸约 15 分钟，至食材熟透，取出蒸盘，
   趁热撒上葱花即可。

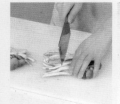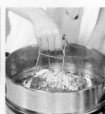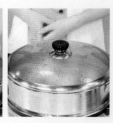

营养大冲刺

食用这道菜，妈妈可以补充膳食纤维和
维生素 E，宝宝可以补充钙和镁。

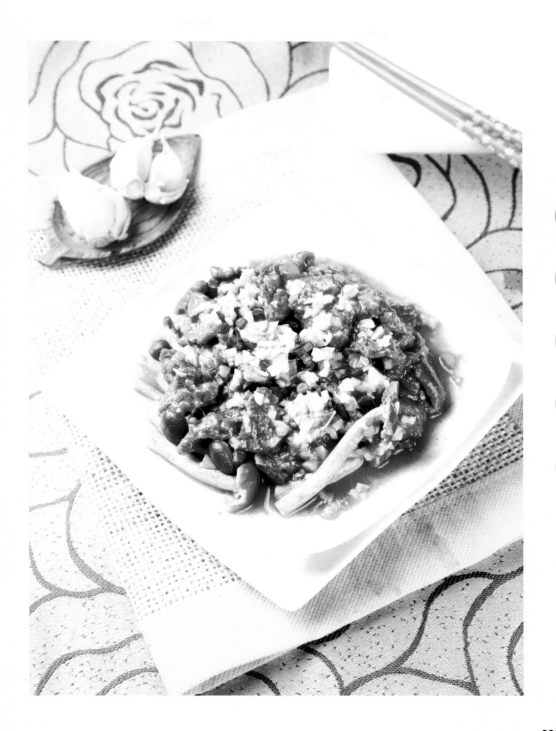

红薯莲子银耳汤 （孕3月推荐食谱）

原料

红薯............. 130 克
水发莲子...... 150 克
水发银耳...... 200 克

调料

白糖................适量

做法

1. 将洗好的银耳切去根部，撕成小朵；去皮洗净的红薯切丁。
2. 砂锅中注入清水烧开，放入莲子、银耳，拌匀，煮约30分钟，至食材变软。
3. 倒入红薯丁，拌匀，续煮约15分钟，至食材熟透。
4. 加入白糖，拌匀，煮至溶化，盛出煮好的银耳汤，装在碗中即可。

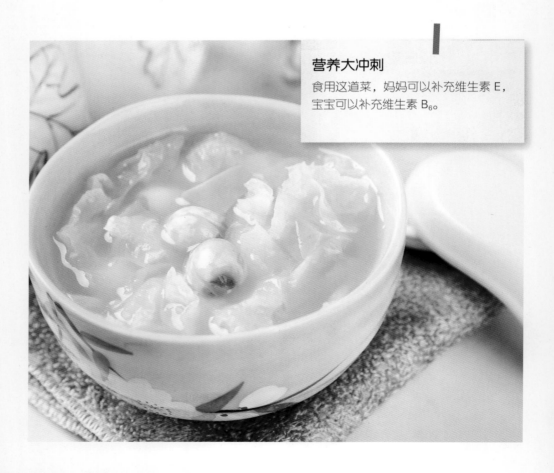

营养大冲刺
食用这道菜，妈妈可以补充维生素 E，宝宝可以补充维生素 B_6。

苹果柠檬汁 （孕 3 月推荐食谱）

原料

苹果...............90 克

柠檬汁.............适量

调料

白糖................适量

做法

1. 洗净的苹果切瓣，去核，去皮，切成小块。
2. 备好榨汁机，倒入切好的食材，加入备好的柠檬汁，倒入少许凉开水。
3. 盖上盖，调转旋钮至 1 档，榨取果汁。
4. 加入白糖，拌匀，将榨好的果汁倒入杯中即可。

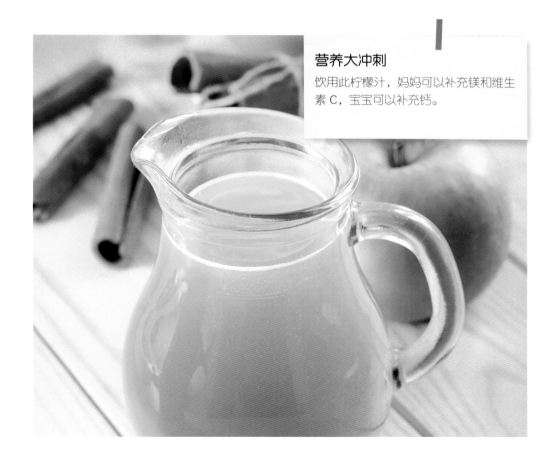

营养大冲刺

饮用此柠檬汁，妈妈可以补充镁和维生素 C，宝宝可以补充钙。

孕1月

孕2月

孕3月

孕4月

孕5月

孕4月——腹中有宝初长成

孕4月，大部分孕妈妈妊娠反应消失，那些因为吃不下东西而担心胎儿营养不足的日子一去不复返了。在本月，恢复胃口的妈妈在饮食要注意哪些事项呢？

1. 孕4月妈妈的饮食原则

增加主食的摄入

进入孕中期，胎儿的成长速度也在加快，需要增加热量供应。孕妈妈的热量主要从主食中摄取，如米、面、杂粮等。如果孕妈妈主食摄入不足，不仅不能满足自身的热量需求，还会导致维生素 B_1 缺乏，出现肌肉酸疼、身体乏力等现象。

早晚均衡饮食

很多孕妈妈没有吃早餐的习惯，无论是孕妈妈还是胎宝宝，都会影响到营养的吸收。

晚餐过后活动量比较少，但是晚餐却往往非常丰盛，容易吃得过多，容易影响睡眠和消化。

多摄入优质蛋白质

在这一时期，胎儿的器官组织继续生长，身体发育速度变快，因此需要充足的优质蛋白质的供应。孕中期的孕妈妈要比孕早期每天多摄入15克蛋白质，要适量多吃鱼、肉、蛋、豆制品等富含优质蛋白质的食物。

2. 孕 4 月宝宝和妈妈所需关键营养

维生素 D 是类固醇的衍生物，具有抗佝偻病的作用，被称为"抗佝偻病维生素"。维生素 D 可增加钙和磷在肠内的吸收，是调节钙和磷的正常代谢所必需的物质，对骨、齿的形成极为重要。

维生素 D 主要存在于海鱼、动物肝脏、蛋黄和瘦肉中。

DHA 是多价不饱和脂肪酸，为胎儿脑神经细胞发育所必需，和胆碱、磷脂一样，都是构成大脑皮质神经膜的重要物质，能维护大脑细胞膜的完整性，促进大脑发育，增强记忆力。

补充 DHA 要多吃鱼类和干果。

在整个孕期，孕妈妈每天都会通过尿液、皮肤蒸发、呼吸、粪便排出大量水分。如果缺水，就可能会导致体内的代谢失调，甚至代谢紊乱，因而引起疾病，不利于宝宝的健康。

钙是对孕妈妈和宝宝都极其重要的一种营养素，能预防孕妈妈出现抽筋等症状，也能够预防宝宝出生后出现颅骨软化、骨缝宽、齿门闭合异常等症状，有助于妈妈健康和宝宝成长。

富含钙的食物主要有芹菜、油菜、胡萝卜、黑木耳、扁豆、柠檬、苹果、哈密瓜、木瓜、羊肉、鸡肉、鸡蛋、黄豆、芝麻、花生等。

蛋白质可以保证胎儿、胎盘、子宫、乳房的发育，还能满足母体血液容积量增加所需的营养。适当补充蛋白质，还能防治贫血，对胎儿和孕妇都有很好的作用。

富含蛋白质的食物主要有肉类，如牛肉、羊肉、猪肉、猪蹄、鸡肉、鸭肉、鱼肉等。蔬菜、水果和干果，谷物中也含有蛋白质，如土豆、花菜、芦笋、无花果、樱桃、芝麻、核桃、杏仁、黄豆、黑豆等。

3. 孕4月饮食红灯

忌滥用滋补药品

有一些孕妈妈认为提供给胎儿的营养越多越好，于是便轻信了被夸大的滋补药品的宣传，盲目使用一些滋补药品，认为能让自己更健康，胎儿发育得更好，殊不知这样做的结果反而事与愿违。

是药三分毒。任何药品，无论是常规药品还是滋补药品，都要在人的体内进行分解、代谢，都有一定的不良反应。这也是孕妇尽量不用药的原因。如果使用不当，即使是滋补性的药品，也会对孕妈妈和胎宝宝带来不良影响。

补药的不良影响对胎儿影响更大，妊娠期间，母体内的酶系统会发生某些变化，影响一些药物在体内的代谢过程，使其不易解毒或不易排泄，因而孕妈妈比常人更易出现蓄积性中毒，对母体和胎儿都有害，特别是对娇嫩的胎儿危害更大。当然，也不是对孕期服用滋补药品一律排斥，经过医生检查确实需要服用滋补药品的孕妈妈，应该在医生的指导下正确合理地服用。

忌大量摄入高脂肪食物

孕中期的胎儿，全身组织尤其是大脑细胞发育速度比孕早期明显加快，需要更充足的脂类营养素，特别是必需脂肪酸、磷脂和胆固醇。

因此，孕妈妈可交替吃一些核桃、松子、葵花子、杏仁、榛子、花生等干果类食物。这些食物富含胎儿大脑细胞发育所需的必需脂肪酸，是健脑益智食物，可满足孕中期孕妈妈的需求。

脂肪是孕妈妈不可缺少的营养素之一，也是热量的重要来源之一，还是脂溶性维生素的良好溶剂。所以，孕妈妈摄入足够的脂类营养素是非常必要的。但是同时也要注意，孕妈妈不宜食用大量高脂肪食物。在孕期，孕妈妈的肠道消化吸收脂肪的能力有所增强，血脂相对升高，体内脂肪堆积也相对增多。但是，由于妊娠期能量消耗增多，而糖的储备量减少，对于分解脂肪不利，所以会容易引发酮血症，导致孕妈妈出现脱水、头昏、恶心等症状。

蚕豆黄豆豆浆 （孕4月推荐食谱）

原料

水发黄豆........ 60 克
水发蚕豆........ 80 克

调料

白糖.............. 15 克

做法

1. 把洗净的蚕豆、黄豆倒入豆浆机中，注入适量清水，至水位线即可。

2. 盖上豆浆机机头，选择"五谷"程序，再选择"开始"键，开始打浆。

3. 待豆浆机运转约 15 分钟，即成豆浆。

4. 将豆浆机断电，取下机头，将豆浆盛入碗中，加入白糖，搅拌片刻至白糖溶化即可。

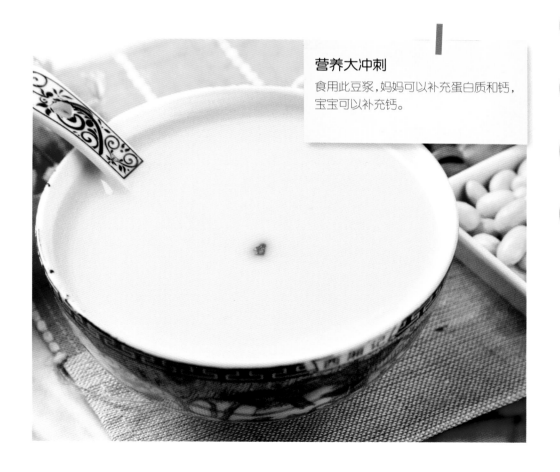

营养大冲刺
食用此豆浆，妈妈可以补充蛋白质和钙，宝宝可以补充钙。

孕1月

孕2月

孕3月

孕4月

孕5月

海虾干贝粥 （孕 4 月推荐食谱）

原料

水发大米......300 克
基围虾.........200 克
水发干贝........50 克
葱花...............少许

调料

盐...................2 克
鸡粉................3 克
胡椒粉、食用油各适量

做法

1. 洗净的虾切去头部，背部切上一刀，去除虾线。

2. 砂锅中注入清水，倒入大米、干贝，拌匀。

3. 加盖，大火煮开转小火煮 20 分钟至熟。

4. 揭盖，倒入虾，煮片刻至虾转色，加入食用油、盐、鸡粉、胡椒粉，拌至入味，将煮好的粥盛出，装入碗中，撒上葱花即可。

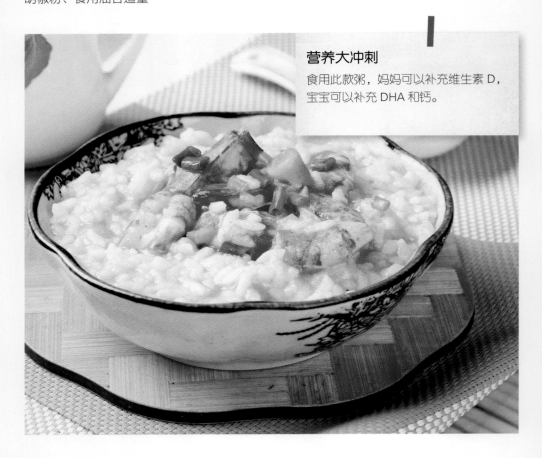

营养大冲刺

食用此款粥，妈妈可以补充维生素 D，宝宝可以补充 DHA 和钙。

美极什锦虾 （孕4月推荐食谱）

原料

基围虾 .... 400 克
口蘑、香菇、青椒
.... 各 10 克
洋葱、红彩椒各 15 克
黄彩椒 .... 20 克

调料

盐、鸡粉、料酒、美极
鲜酱油、白胡椒粉、
食用油 .... 各适量

做法

1. 基围虾切去头部，切一刀，但不切断，去除虾线；红彩椒、黄彩椒、青椒、洋葱、香菇、口蘑均切成丁。

2. 取一碗，加入美极鲜酱油、盐、鸡粉、料酒、白胡椒粉、清水，拌匀，制成调味汁。

3. 热锅注油，放入基围虾，炸至转色，捞出；再倒入基围虾，油炸片刻使基围虾更加酥脆，装入盘中。

4. 用油起锅，放入洋葱，爆香，加入香菇、口蘑、青椒、红彩椒、黄彩椒、基围虾、调味汁，炒至入味即可。

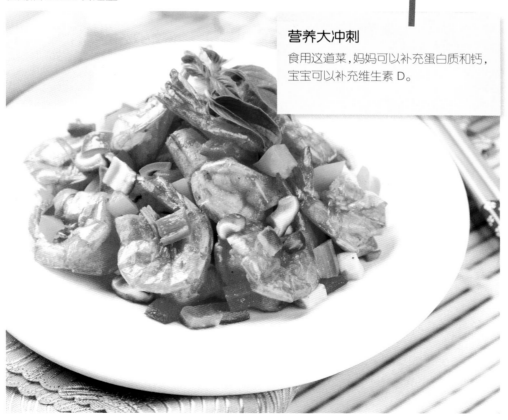

营养大冲刺
食用这道菜，妈妈可以补充蛋白质和钙，宝宝可以补充维生素 D。

胡萝卜鸡肉茄丁 （孕4月推荐食谱）

原料

去皮茄子...... 100 克
鸡胸肉......... 200 克
去皮胡萝卜.... 95 克
蒜片、葱段 .. 各少许

调料

盐、白糖、胡椒粉、蚝油
生抽、水淀粉、料酒、
食用油......... 各适量

做法

1. 洗净去皮的茄子切丁；洗净去皮的胡萝卜切丁；洗净的鸡胸肉切丁。

2. 鸡肉丁装碗，加入盐、料酒、水淀粉、食用油，拌匀，腌渍 10 分钟至入味。

3. 用油起锅，倒入鸡肉丁，翻炒约 2 分钟至转色，盛出。

4. 另起锅注油，倒入胡萝卜丁、葱段、蒜片，炒香，加茄子、料酒、清水、盐，搅匀，焖至熟软，放鸡肉、蚝油、胡椒粉、生抽、白糖，炒至入味即可。

营养大冲刺

食用这道菜，妈妈可以补充钙，宝宝可以补充维生素 A。

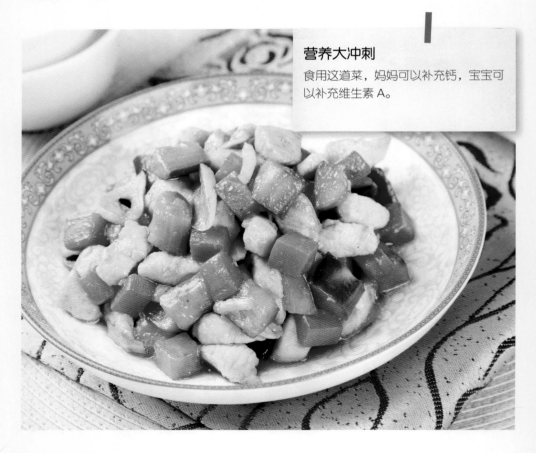

糖醋鱼片 （孕 4 月推荐食谱）

原料

鲤鱼............550 克
鸡蛋................1 个
葱丝................少许

调料

番茄酱、盐、白糖、
白醋、生粉、水淀粉、
食用油.........各适量

做法

1. 将处理干净的鲤鱼切开，取鱼肉，用斜刀切片。

2. 把鸡蛋打入碗中，加入生粉、盐、清水、鱼片，拌匀，使肉片均匀地滚上蛋糊，腌渍一会儿。

3. 热锅注油，放入腌渍好的鱼片，搅匀，炸约 3 分钟，至食材熟透，捞出，沥干油。

4. 锅中注入清水烧热，加入盐、白糖、白醋、番茄酱、水淀粉，调成稠汁；取一个盘子，盛入炸熟的鱼片，再浇上锅中的稠汁，点缀上葱丝即成。

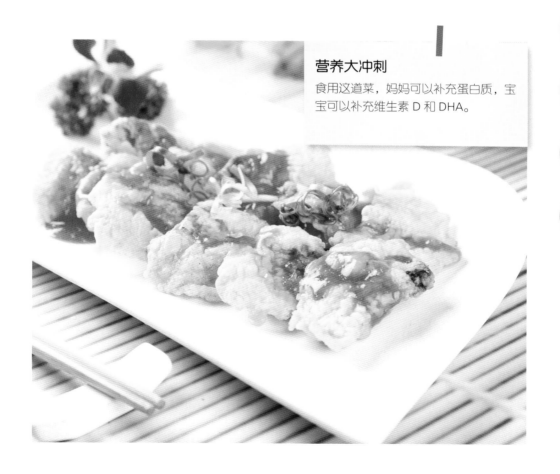

营养大冲刺

食用这道菜，妈妈可以补充蛋白质，宝宝可以补充维生素 D 和 DHA。

孕 1 月
孕 2 月
孕 3 月
孕 4 月
孕 5 月

孕5月——进补营养正当时

孕5月是整个孕期中比较轻松的一个月，即便是妊娠反应强烈的孕妈妈，体重也会恢复和增加。胃口大开的孕妈妈饮食上要怎么调整，能既营养丰富又不发胖呢？

1. 孕5月妈妈的饮食原则

食用能解郁的食物

孕妇怀孕后很容易莫名地生气，生气之后，便会感到身体不舒适，胸闷腹胀，吃不下饭，睡不好觉，这时孕妈妈除了要保持乐观的情绪，还要适量吃解郁顺气的食物，如莲藕、萝卜、山楂、茴香等。

细嚼慢咽，不宜过快过多

孕妈妈狼吞虎咽地进食会使食物不经过咀嚼进入胃肠道，而将食物的大分子结构变成小分子结构才有利于人体消化吸收。如果吃得过快、食物咀嚼得不精细，从而降低了食物的营养价值，对孕妈妈和胎儿没有好处。

适当饮用孕妇奶粉

孕中期胎儿的生长速度逐渐加快，胎儿的骨骼开始钙化，脑发育也处于高峰期。此时，孕妈妈可以适当饮用孕妇奶粉，以补充充足的营养供宝宝需求，但每次食用量要适度，不能盲目地吃得过多而造成营养过剩。

2. 孕 5 月宝宝和妈妈所需关键营养

脂肪

脂肪是构成组织的重要营养物质，占脑质量的 50%~60%，主要供给人体热能，是人类膳食中不可缺少的营养素。脂肪的营养价值与它所含的脂肪酸的种类有关。

富含优质脂肪的食物主要有猪肉、排骨、牛肉、羊肉、鱼类等。

铁

铁是制造血红素和肌血球素的主要物质，是促进 B 族维生素代谢的必要物质。孕妇身体里的血液量会比平时增加将近 50%，需要补铁以制造更多的血红蛋白，特别是在孕中期和孕晚期。

食物中含铁丰富的有动物肝脏、瘦肉、蛋黄、鸡、鱼、虾和豆类。蔬菜中含铁较多的有菠菜、芹菜、油菜、苋菜、荠菜、黄花菜、西红柿等。水果中以杏、桃、李、葡萄干、大枣、樱桃等含铁较多，干果有核桃，其他如海带、红糖、芝麻酱也含有铁。

钙

钙是构成骨骼、牙齿的主要成分。孕妈妈适当补钙能帮助血液凝结，活化体内某些酶，还能维持神经传导，调节心率，促进铁代谢。

富含钙的食物主要有芹菜、油菜、胡萝卜、黑木耳、扁豆、柠檬、苹果、哈密瓜、木瓜、羊肉、鸡肉、鸡蛋、黄豆、芝麻、花生等。

维生素 A

缺乏维生素 A 容易导致流产、胚胎发育不良和生长缓慢，因为维生素 A 能促进机体的生长以及骨骼发育，而且是促进脑发育的重要物质，对胎宝宝的成长有重要作用。

富含维生素 A 的食物主要是肉类、动物内脏、鱼类、蛋奶类等，很多蔬菜和水果富含胡萝卜素，在人体内也能转化为维生素 A，因此，孕妈妈只要均衡饮食，一般都不容易缺乏维生素 A。

氟

氟是牙齿与骨骼的主要成分。孕妈妈适当补氟，对腹中胎儿的生长发育有益，有利于促进胎儿的骨骼、牙齿发育。

食物中氟的丰富来源有沙丁鱼、大麻哈鱼等鱼类，以及大豆、鸡蛋、牛肉、菠菜、虾等。

3. 孕5月饮食红灯

忌喝长时间熬煮的骨头汤

有些孕妈妈爱喝骨头汤，而且认为熬汤的时间越长越好，不但味道好，滋补身体也更有效。其实这种做法是错误的。

动物骨骼中所含的钙元素是不易分解的，无论多高的温度，也不能将骨骼内的钙元素溶化，反而会破坏骨头中的蛋白质。肉类脂肪含量高，而骨头上总会带点儿肉，熬的时间越长，熬出的汤中脂肪含量也会很高。因此，熬骨头汤的时间过长不但无益，反而有害。

熬骨头汤的正确方法是用压力锅熬至骨头酥软即可。这样，熬的时间不会太长，汤中的维生素等营养成分损失也会不大，骨髓中所含磷等矿物质也可以被人体吸收。

忌营养过剩

孕早期，不少孕妈妈因为害喜而吃不下东西，到了本月，大部分孕妈妈胃口开始变好，于是有意识地增加营养的摄入，不过凡事过犹不及，营养过剩和营养不良一样有危害。

如果孕妈妈摄入过多营养，所产生的热量超过人体需要，多余的热能就会转变成脂肪，堆积在体内，长久下去就会导致肥胖，而肥胖者是原发性高血压、心血管病、糖尿病的好发人群。

营养过剩还易发生妊娠期糖尿病。糖尿病发病的原因之一就是分泌胰岛素的胰腺负担过重，导致胰岛素分泌量相对或绝对不足。

如果孕妈妈身体肥胖，会因为过多的脂肪占据骨盆腔，使骨盆腔的空间变小，增加胎儿通过盆腔的难度，使难产率和剖宫产率增高。

某些营养物质的过度摄取也会导致不良后果，如钙摄入过多容易造成肾结石；碘过量摄入可致高碘性甲状腺肿、甲状腺功能亢进等。

胡萝卜南瓜粥 <small>（孕 5 月推荐食谱）</small>

原料

水发大米........80 克
南瓜..............90 克
胡萝卜 ....60 克

做法

1. 洗好的胡萝卜切成粒；洗净去皮的南瓜切成粒。
2. 砂锅中注入清水烧开，倒入大米、南瓜、胡萝卜，搅拌均匀。
3. 盖上锅盖，烧开后用小火煮约 40 分钟至食材熟软。
4. 揭开锅盖，持续搅拌一会儿，盛出煮好的粥，装入碗中即可。

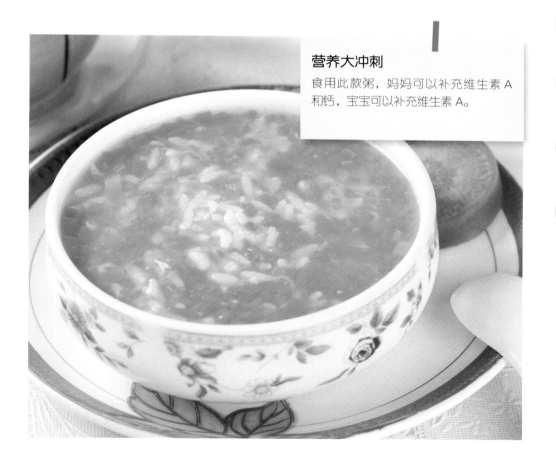

营养大冲刺

食用此款粥，妈妈可以补充维生素 A 和钙，宝宝可以补充维生素 A。

孕1月
孕2月
孕3月
孕4月
孕5月

蒜味黄瓜酸奶沙拉 （孕5月推荐食谱）

原料

黄瓜............ 120 克
柠檬............. 45 克
酸奶...........20 毫升
茴香............. 65 克
蒜末...............少许

调料

盐、黑胡椒粉、白糖
.................各 2 克
橄榄油.........5 毫升

做法

1. 洗净的黄瓜切丁；洗好的茴香切小段。

2. 黄瓜丁中加入盐，拌匀，腌渍 20 分钟至水分析出，倒出黄瓜丁中的水分。

3. 往黄瓜丁中倒入切好的茴香。

4. 放入蒜末，挤入柠檬汁，加入黑胡椒粉、橄榄油、白糖，搅拌均匀，将拌好的黄瓜装入干净的碗中，淋上酸奶即可。

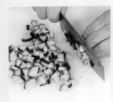 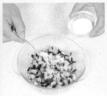 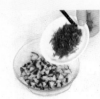 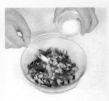

营养大冲刺

食用这道菜，妈妈可以补充钙和维生素A，宝宝可以补充钙。

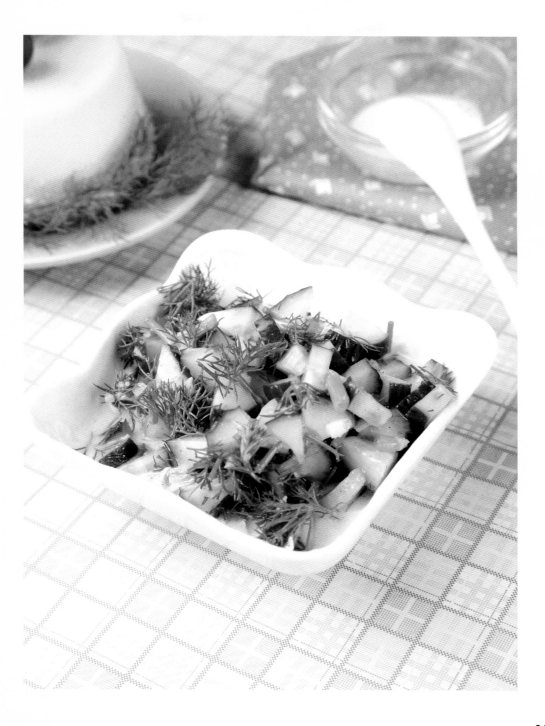

酱香黑豆蒸排骨 （孕5月推荐食谱）

原料

排骨............350 克
水发黑豆......100 克
姜末...............5 克
花椒...............3 克

调料

盐 .... 2 克
豆瓣酱 .... 40 克
生抽...........10 毫升
食用油 ....适量

做法

1. 将洗净的排骨装碗，倒入泡好的黑豆，放入豆瓣酱、生抽、盐、花椒、姜末、食用油，拌匀，腌渍 20 分钟至入味，将腌好的排骨装盘。
2. 打开已烧开上汽的电蒸锅，放入腌好的排骨。
3. 加盖，调好时间旋钮，蒸 40 分钟至熟软入味。
4. 揭盖，取出蒸好的排骨即可。

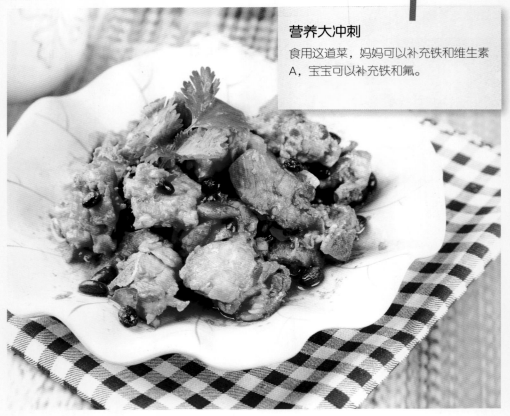

营养大冲刺
食用这道菜，妈妈可以补充铁和维生素 A，宝宝可以补充铁和氟。

牛肉萝卜汤 （孕5月推荐食谱）

原料

牛肉.............. 40 克
大葱.............. 30 克
白萝卜........ 150 克

调料

盐 .... 2 克
蒜末、太白粉、米酒、
酱油............ 各适量

做法

1. 洗净去皮的白萝卜切成片；牛肉切片后加酱油、米酒、蒜末、太白粉稍微腌一下；洗好的大葱切成葱圈。

2. 锅中注入清水大火烧开，倒入牛肉片，氽去杂质，捞出，沥干水分。

3. 另起锅，注入清水大火烧开，倒入牛肉片、白萝卜片，拌匀，煮 10 分钟至食材熟。

4. 倒入大葱圈，再放入盐，搅拌片刻，煮至食材入味，将汤盛出装入碗中，即可食用。

营养大冲刺

食用这款汤，妈妈可以补充脂肪和钙，宝宝可以补充氟。

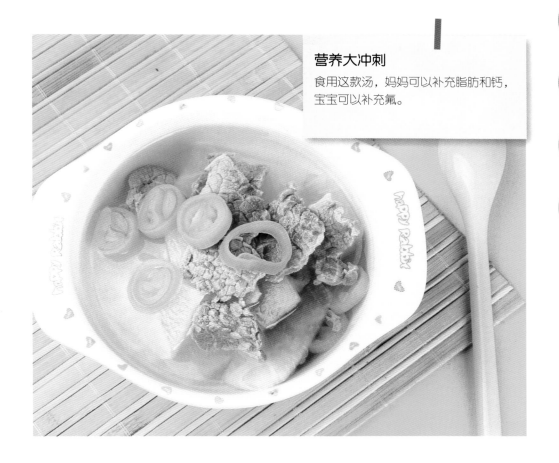

孕1月
孕2月
孕3月
孕4月
孕5月

苹果猕猴桃蜂蜜汁 （孕 5 月推荐食谱）

原料

苹果............. 130 克
猕猴桃........... 70 克

调料

蜂蜜............... 10 克

做法

1. 洗好的苹果切瓣，去皮去核，切块。
2. 去皮洗净的猕猴桃切开，切块。
3. 榨汁机中倒入苹果和猕猴桃，注入 100 毫升凉开水，榨约 20 秒成果汁。
4. 加入蜂蜜，拌匀一会儿，将榨好的果汁倒入杯中即可。

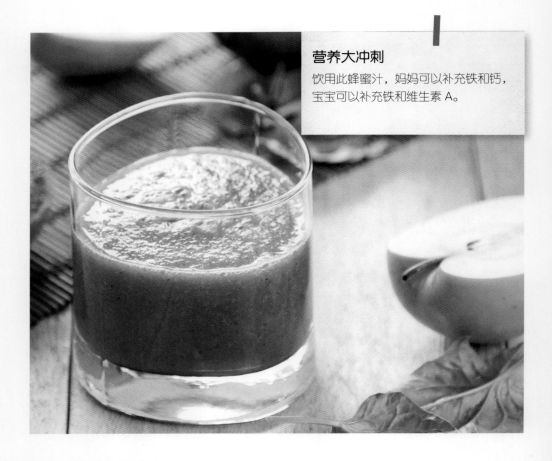

营养大冲刺

饮用此蜂蜜汁，妈妈可以补充铁和钙，宝宝可以补充铁和维生素 A。

冰糖百合蒸南瓜 （孕5月推荐食谱）

原料

南瓜条 .... 130 克
鲜百合 .... 30 克

调料

冰糖.............. 15 克

做法

1. 把南瓜条装在蒸盘中，放入洗净的鲜百合，撒上冰糖。
2. 备好电蒸锅，放入蒸盘。
3. 盖上盖，蒸约 10 分钟，至食材熟透。
4. 断电后揭盖，取出蒸盘，稍微冷却后食用即可。

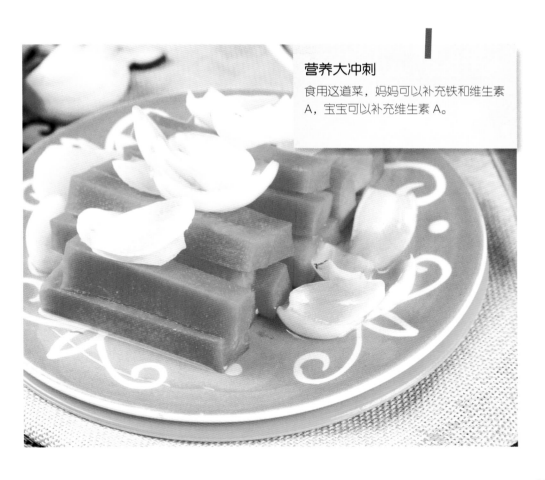

营养大冲刺
食用这道菜，妈妈可以补充铁和维生素 A，宝宝可以补充维生素 A。

孕6月——少吃多餐是王道

孕6月，许多妈妈会发现自己的腹部每天都有变化，胎儿进入了快速生长期。在营养方面，光靠储备是满足不了母子的需要的，在饮食方面本月要注意哪些呢？

1. 孕6月妈妈的饮食原则

宜多喝粥

由于孕中期子宫逐渐增大，常会压迫胃部，使餐后出现饱胀感，因此每日的膳食可分4~5次，但每次食量要适当，而且饮食应清淡、入口好消化的食物，这个时期的孕妈妈可以多喝不同种类的粥，既补充身体所需的营养，又不会造成胃部压力。

多食用含膳食纤维的食物

缺乏膳食纤维，会使孕妈妈发生便秘，且不利于肠道排出食物中的油脂，间接使身体吸收过多热量，使孕妈妈超重，容易引发妊娠期糖尿病和妊娠期高血压疾病，所以孕妈妈应多食含膳食纤维的食物。

多吃坚果补充脂肪酸

必需脂肪酸是细胞膜及中枢神经系统髓鞘化的物质基础，孕中期胎儿机体和大脑发育速度加快，对脂质及必需脂肪酸的需要增加，必须及时补充。孕妈妈应适当多吃花生仁、核桃等含必需脂肪酸含量较高的坚果。

2. 孕6月宝宝和妈妈所需关键营养

铁

孕妈妈多吃富含铁的食物可以防止出现孕妇贫血的症状，因为孕妈妈在怀孕期间身体会更有效而快速地吸收铁，所以孕妈妈要从日常饮食中摄取和补充足够的铁元素。

食物中含铁丰富的有动物肝脏、瘦肉、蛋黄、鸡、鱼；绿叶蔬菜中含铁较多的有菠菜、油菜、苋菜等；水果中以杏、桃、大枣、樱桃等含铁较多。

糖类

糖类的作用是维持孕妈妈的血糖平衡。作为宝宝能量的主要来源，糖类也是宝宝新陈代谢的主要营养素，所以孕妈妈在孕期需要保证摄入足够的糖类。

糖类的主要食物来源有蔗糖、谷物（如水稻、小麦、玉米、大麦、燕麦、高粱等）、水果（如甘蔗、甜瓜、西瓜、香蕉、葡萄等）、坚果、蔬菜（如胡萝卜、红薯等）等。

蛋白质

蛋白质是组成人体一切细胞、组织的重要成分。人体的每个组织——大脑、血液、肌肉、骨骼、神经系统等的形成都离不开蛋白质。蛋白质还可以用于维持胎宝宝的正常代谢以及形成抗体。

富含蛋白质的食物主要有肉类，如牛肉、羊肉、猪肉、猪蹄、鸡肉、鸭肉、鱼肉等。蔬菜、水果和干果、谷物中也含有蛋白质，如土豆、花菜、芦笋、无花果、樱桃、芝麻、核桃、杏仁、黄豆、黑豆等。

脂肪

孕妈妈需要在孕期为胎宝宝的发育储备足够的脂肪，如果缺乏脂肪，孕妈妈就可能会发生脂溶性维生素缺乏症，引起肝脏、神经等多种疾病。
富含优质脂肪的食物主要有猪肉、排骨、牛肉、羊肉、鱼类等。

B族维生素

B族维生素是孕妈妈在孕期所必需的营养素，只有足够的供给才能满足机体的需要。孕期妈妈如果缺乏B族维生素，就会导致胎宝宝出现精神障碍，出生后易有哭闹、烦躁不安等症状。
含有丰富维生素B1的食物有小麦胚芽、猪肉、大豆、花生、黑米、鸡肝等。

3. 孕 6 月饮食红灯

忌食容易被污染的食物

食物从其原料生产、加工、包装、运输、储存、销售至食用前的整个过程中，都有可能不同程度地受到农药、金属、霉菌毒素以及放射性核素等有害物质的污染，如久存的土豆和生鸡蛋等。如果孕妈妈食用这些容易被污染的食物后，很容易导致胎儿先天畸形。

忌食油炸食品

油炸食品经过高温烹饪会使其中的营养素严重损失；而且其含水量少，偏硬，不易咀嚼，导致孕妈妈消化不良；油炸食品所用的油均是反复使用，甚至发黑变质，会产生对身体有害的物质，所以孕妈妈要忌食油炸食品，否则对胎儿不利。

忌用饮料代替白开水

白开水是补充人体液体的最好物质，它最有利于人体吸收，又极少有不良反应。而各种果汁、饮料（特别是市场上销售饮料）都含有较多的糖、添加剂及大量的电解质，这些物质能较长时间里停留，会对胃产生不良刺激，直接影响孕妈妈的消化和食欲。

忌长期摄取高糖饮食

研究发现，血糖偏高的孕妈妈生出体重过高胎儿的可能性、胎儿先天畸形的发生率分别是血糖偏低孕妈妈的 3 倍和 7 倍。孕妈妈在妊娠期间肾的排泄功能根据个体情况有不同程度的降低，血糖过高会加重肾脏的负担，不利于孕期保健。

忌食加工食品

加工食品含有较多的食品添加剂，不利于孕妈妈的身体健康，比如黄桃罐头、沙丁鱼罐头等罐头食品中含有的添加剂，是导致畸胎和流产的危险因素。

山药鸡肉煲汤 （孕6月推荐食谱）

原料

鸡块............ 165 克
山药............ 100 克
川芎、当归、枸杞
.... 各少许

调料

盐、鸡粉...... 各 2 克

做法

1. 将洗净去皮的山药切滚刀块。

2. 锅中注入清水烧开，放入洗净的鸡块，搅散，余一会儿，去除血水，再捞出余好的鸡块，沥干水分。

3. 砂锅中注入清水烧开，放入鸡块、川芎、当归、山药块，搅匀，撒上枸杞，煲煮约 45 分钟，至食材熟透。

4. 加入盐、鸡粉，搅匀，续煮一小会儿，盛出鸡汤，装在碗中即可。

孕6月
孕7月
孕8月
孕9月
孕10月

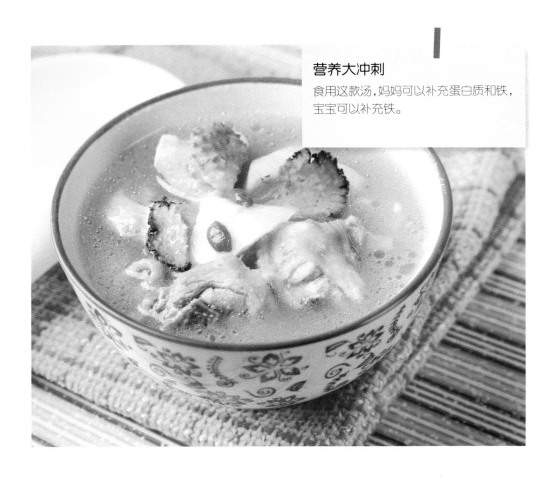

营养大冲刺
食用这款汤，妈妈可以补充蛋白质和铁，宝宝可以补充铁。

红薯紫米粥 （孕 6 月推荐食谱）

原料

水发紫米........ 50 克
水发大米...... 100 克
红薯............. 100 克

调料

白糖.............. 15 克

做法

1. 砂锅中注入适量清水烧开，倒入水发紫米、水发大米。
2. 放入处理好的红薯，拌匀。
3. 加盖，大火煮开转小火煮 40 分钟至食材熟软。
4. 揭盖，加入白糖，拌匀调味，盛出煮好的粥，装入碗中即可。

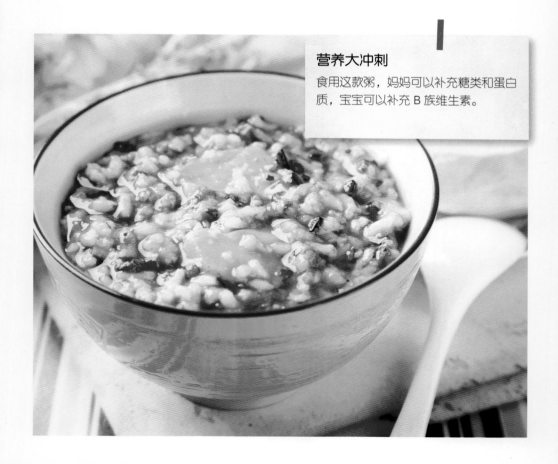

营养大冲刺

食用这款粥，妈妈可以补充糖类和蛋白质，宝宝可以补充 B 族维生素。

清蒸多宝鱼 （孕6月推荐食谱）

原料

多宝鱼 .... 400 克
姜丝、红椒、葱丝
姜片 .... 各适量
红椒、葱段 .. 各少许

调料

盐、鸡粉、芝麻油
蒸鱼豉油、食用油
.... 各适量

做法

1. 将洗好的红椒切开，去子，再切成丝。

2. 处理好的多宝鱼装盘，放入姜片、葱段、盐，腌渍一会儿。

3. 蒸锅上火烧开，放入装有多宝鱼的盘子，蒸约10分钟，至鱼肉熟透，取出，趁热放上姜丝、葱丝、红椒丝，浇上热油。

4. 用油起锅，注入清水，加入蒸鱼豉油、鸡粉、芝麻油，拌匀，煮片刻，制成味汁，盛出味汁，浇在蒸好的鱼肉上即成。

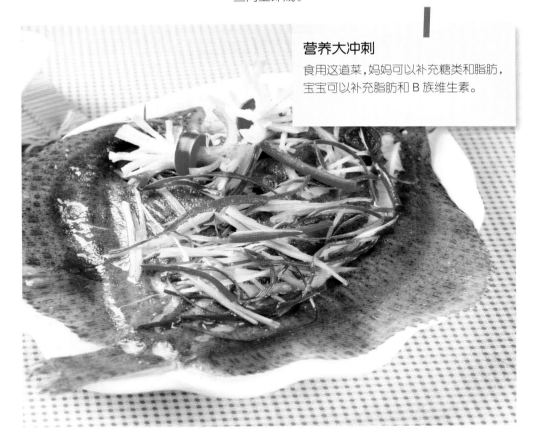

营养大冲刺

食用这道菜，妈妈可以补充糖类和脂肪，宝宝可以补充脂肪和B族维生素。

蒜蓉迷迭香烤虾 （孕6月推荐食谱）

原料

虾	120 克
迷迭香	35 克
蒜蓉	45 克

调料

盐	1 克
黑胡椒粉	5 克
料酒	5 毫升
食用油	适量

做法

1. 洗净的虾用剪刀在背部剪开，取出虾线；取碗，放入蒜蓉、迷迭香、盐、黑胡椒粉、料酒、食用油，拌匀，制成调味酱。

2. 备好烤箱，取出烤盘，放上锡纸，刷上食用油，放上已去除虾线的虾，均匀放入调味酱。

3. 将烤盘放入烤箱中。

4. 关好箱门，将上火温度调至200℃，选择"双管发热"功能，再将下火温度调至200℃，烤15分钟至虾熟透，打开箱门，取出烤盘，将烤好的虾装盘即可。

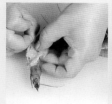 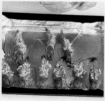 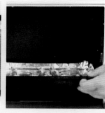 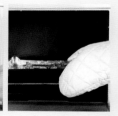

营养大冲刺

食用这道菜，妈妈可以补充铁和蛋白质，宝宝可以补充铁。

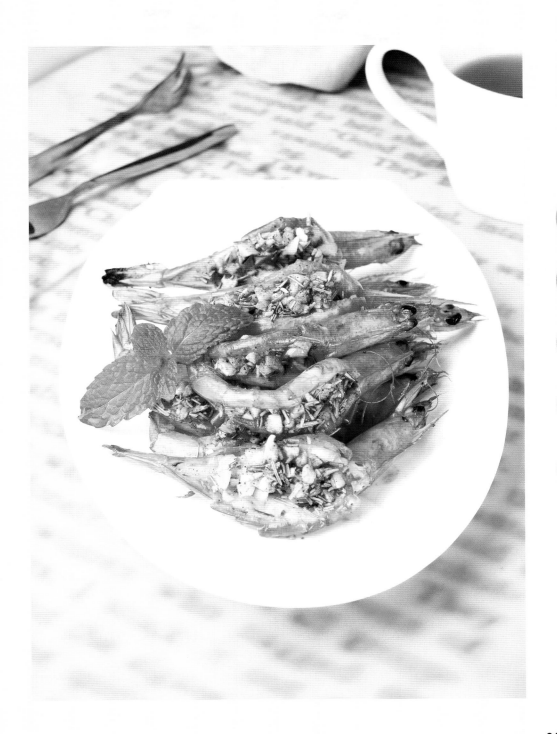

西红柿奶酪意面 （孕6月推荐食谱）

原料

意大利面......300 克
西红柿 .... 100 克
黑橄榄 .... 20 克
奶酪.............. 10 克
红酱.............. 50 克
蒜末................少许

做法

1. 洗好的西红柿切成小块；奶酪切成丁，备用。

2. 锅中注入适量清水烧开，倒入意大利面，煮至熟软，捞出，装入碗中，备用。

3. 锅置火上，倒入奶酪，放入西红柿，拌匀，倒入红酱，拌匀。

4. 盛出煮熟的食材，放入装有意大利面的碗中，加入黑橄榄、蒜末，拌匀，倒入盘中即可。

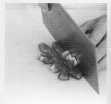
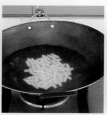
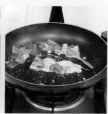
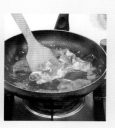

营养大冲刺

食用这款意面，妈妈可以补充铁和蛋白质，宝宝可以补充铁。

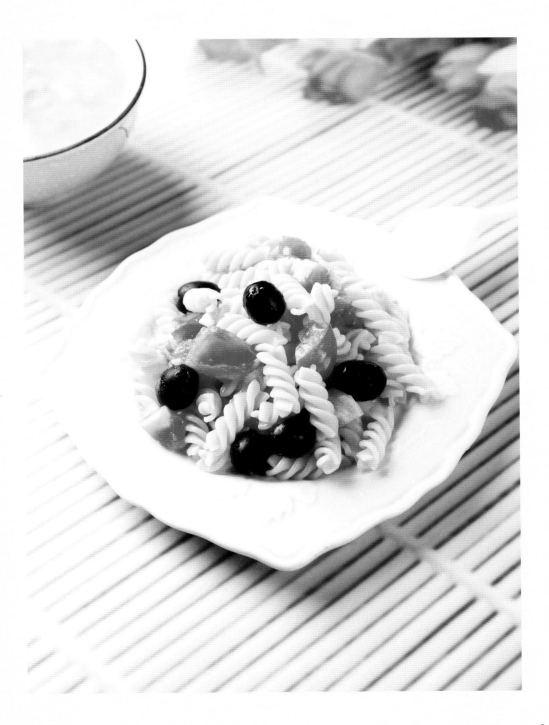

孕7月——努力孕育聪明宝宝

孕妈妈会发现，前天还穿得上的衣裤，到今天却穿不下了，而与此同时，胎儿也迎来了脑部发育的第二个黄金期，本月，孕妈妈在饮食上要注意哪些内容呢？

1. 孕7月妈妈的饮食原则

低盐、低糖饮食

7个月的胎宝宝生长发育的速度依然比较快，孕妈妈要多为腹中的宝宝补充营养。在保证营养供给的前提下，坚持低盐、低糖饮食，以免出现妊娠糖尿病、妊娠高血压、下肢水肿等现象。

多吃蔬菜、水果

准妈妈要注意摄入维生素、铁、钙、钠、镁、铜、锌、硒等营养素，进食足量的蔬菜、水果，少吃或不吃难消化或易胀气的食物，多吃冬瓜、萝卜等可以利尿、消水肿的蔬菜。如吃水果，注意少吃含糖量高的水果。

增加谷物和豆类的摄入

孕妈妈应该增加谷物和豆类的摄入量，因为胎宝宝需要更多的营养。富含纤维的食物中B族维生素的含量很高，而且可以预防便秘，如全麦面包及其他全麦食品、豆类食品、粗粮等，都可以多吃一些。

2. 孕 7 月宝宝和妈妈所需重点营养

维生素 B_1 是人体能量代谢，特别是糖代谢所必需的成分，故人体对维生素 B_1 的需要量通常与摄取的热量有关。当人体的能量主要来源于糖类时，对维生素 B_1 的需要量最大。

含有丰富维生素 B_1 的食物有小麦胚芽、猪肉、大豆、花生、黑米、鸡肝等。

人体脑细胞约有 150 亿个，其中 70% 早在母体中就已形成。补充足够的卵磷脂可以促进胎儿神经系统与脑容积的增长、发育。

卵磷脂多存在于蛋黄、大豆、鱼头、鳗鱼、动物肝脏、蘑菇、山药、芝麻、黑木耳、玉米油、瓜子、谷类等食物中，其中又以蛋黄、大豆和动物肝脏的含量最高。

孕七月开始，是胎儿大脑发育的第二个黄金时期。因此，孕妈妈在这一时期要摄入足够的 DHA。

DHA 是一种不饱和脂肪酸，是构成大脑皮层神经膜的重要物质，能够促进大脑细胞的生长发育，被称为"脑黄金"。另外，DHA 还能预防早产，保证胎儿视网膜的发育。如果孕妈妈摄入 DHA 不足，就会影响胎儿的大脑和视网膜组织结构形成及功能，对大脑和视网膜发育不利。

DHA 多存在于海鱼、海虾、鱼油中。另外，核桃仁等坚果类食物在孕妈妈体内也能够转化生成 DHA。孕妈妈还可以在医生的指导下服用 DHA 的制剂。DHA 每天的摄入量以 300 毫克为宜。

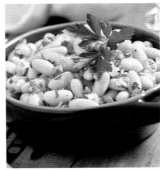

3. 孕 7 月饮食红灯

忌食热性调味料

热性调味料如茴香、五香粉、桂皮、辣椒、芥末、花椒等作料非常容易消耗肠道水分使得胃肠分泌减少，造成胃痛、痔疮、便秘。便秘时孕妇用力屏气解便，增加腹压增加，压迫子宫内的胎儿，这样就非常容易造成胎动不安、早产等不良后果。

忌食高糖分的食物

糖类在人体内的代谢会消耗人体大量的钙质，如果孕妈妈缺乏钙质，就会影响胎儿牙齿、骨骼的发育，同时也不利于孕妈妈的食欲，因为这很容易让孕妇产生饱腹感，从而影响食欲。

忌食会引起子宫收缩的食物

蜂王浆中的雌性激素很高，会刺激子宫，引起宫缩，干扰胎儿在子宫内的生长发育，使胎儿过大，不利于分娩而难产，还会使胎儿体内激素增加，产后假性早熟。所以，孕妇应忌食引起子宫收缩的物质。

忌食用含盐分多的食物

正常孕妇每日的摄盐量以 7~10 克为宜。孕期吃盐太多，则钠摄入多，又因孕期排钠量减少，易失去水电解质的平衡，易引起血钾升高，导致心脏功能受损。且体内钠含量过高，血液中的钠和水会由于渗透压的改变，渗入到组织间隙中形成水肿。

忌饭后即吃水果

饭后马上吃水果，会导致食物在胃中停留时间过长，容易出现胀气、便秘等症状，给消化功能带来不良影响。专家建议最好在饭后 2~3 小时吃水果，这样消化得比较好。

黄豆甜豆浆 （孕7月推荐食谱）

原料

水发黄豆........80 克

调料

白糖..............20 克

做法

1. 把洗净的黄豆倒入豆浆机中，注入适量清水，至水位线即可。
2. 盖上豆浆机机头，选择"五谷"程序，待豆浆机运转约 15 分钟，即成豆浆。
3. 将豆浆机断电，取下机头。
4. 将豆浆盛入碗中，加入少许白糖，搅拌片刻至白糖溶化即可。

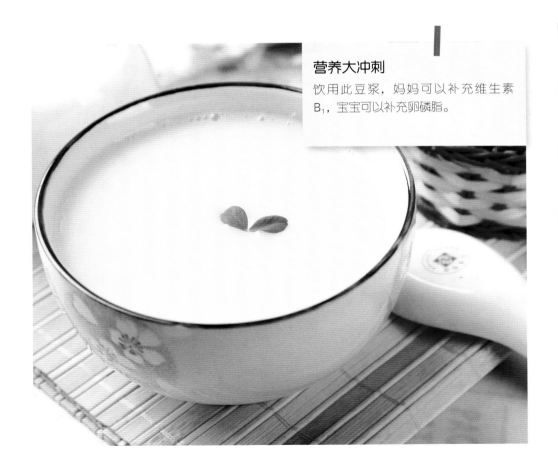

营养大冲刺

饮用此豆浆，妈妈可以补充维生素 B_1，宝宝可以补充卵磷脂。

百合黑米粥 （孕7月推荐食谱）

原料

水发大米...... 120 克
水发黑米........ 65 克
鲜百合 .... 40 克

调料

盐 .... 2 克

做法

1. 砂锅中注入适量清水烧热，倒入备好的大米、黑米，放入洗好的百合，拌匀。

2. 盖上盖，烧开后用小火煮约 40 分钟至熟。

3. 揭开盖，放入盐。

4. 拌匀，煮至粥入味，盛出煮好的粥即可。

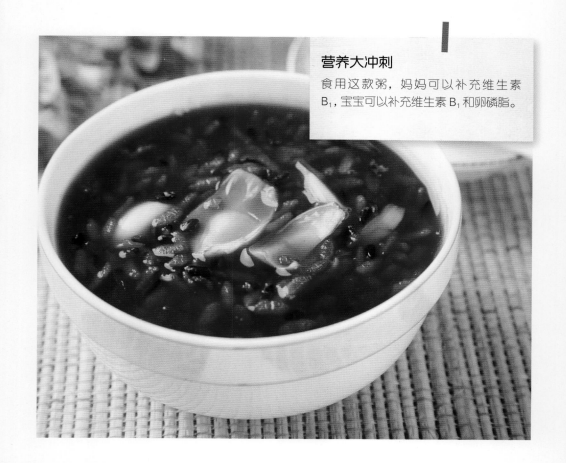

营养大冲刺

食用这款粥，妈妈可以补充维生素 B_1，宝宝可以补充维生素 B_1 和卵磷脂。

胡萝卜炒鸡肝 （孕7月推荐食谱）

原料

鸡肝.............200 克
胡萝卜..........70 克
芹菜..............65 克
姜片、蒜末、葱段
...................各少许

调料

盐、鸡粉、料酒
水淀粉、食用油
...................各适量

做法

1. 将洗净的芹菜切成段；去皮洗好的胡萝卜切成条；洗好的鸡肝切成片。

2. 鸡肝片装碗，放入盐、鸡粉、料酒，抓匀，腌渍至入味。

3. 锅中注水烧开，加入盐、胡萝卜条，焯煮至八成熟，捞出；把鸡肝片倒入沸水锅中，汆至转色，捞出。

4. 用油起锅，放入姜片、蒜末、葱段，爆香，倒入鸡肝片、料酒、胡萝卜、芹菜，炒匀，加入盐、鸡粉，炒匀调味，倒入水淀粉勾芡，将炒好的食材盛出，装入盘中即可。

营养大冲刺

食用这道菜，妈妈可以补充铁和维生素 B_1，宝宝可以补充铁和卵磷脂。

孕6月
孕7月
孕8月
孕9月
孕10月

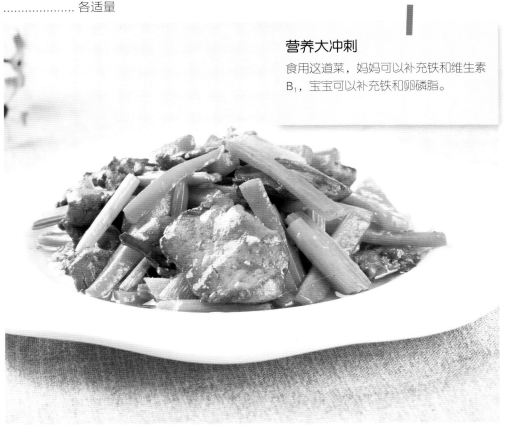

陈皮炒鸡蛋 （孕7月推荐食谱）

原料

鸡蛋...............3 个
水发陈皮..........5 克
姜汁..........100 毫升
葱花...............少许

调料

盐 ....3 克
水淀粉、食用油各适量

做法

1. 洗好的陈皮切丝。

2. 取一个碗，打入鸡蛋，加入陈皮丝、盐、姜汁，搅散，倒入水淀粉，拌匀，待用。

3. 用油起锅，倒入蛋液，炒至鸡蛋成形。

4. 撒上葱花，略炒片刻，盛出炒好的菜肴，装入盘中即可。

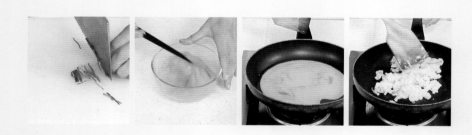

营养大冲刺

食用这道菜，妈妈可以补充卵磷脂，宝宝可以补充卵磷脂。

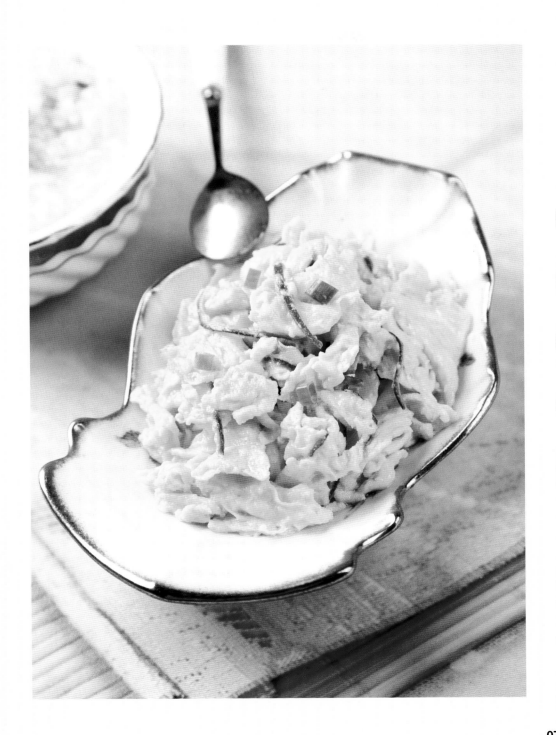

腐乳花生蒸排骨 （孕 7 月推荐食谱）

原料

排骨.............. 250 克
花生.............. 80 克
红椒丁.......... 15 克
葱花.............. 5 克
姜末.............. 5 克

调料

柱侯酱、生粉、腐乳汁、
生抽、食用油
.... 各适量

做法

1. 将洗净的排骨装碗，加入花生、红椒丁、生抽、腐乳汁、柱侯酱、姜末，拌匀，腌渍 15 分钟至入味，倒入生粉、食用油，拌匀，将拌匀的排骨装盘。
2. 取出已烧开上汽的电蒸锅，放入排骨。
3. 加盖，调好时间旋钮，蒸 30 分钟至排骨熟软入味。
4. 揭盖，取出蒸好的排骨，撒上葱花即可。

营养大冲刺
食用这道菜，妈妈可以补充膳食纤维和维生素 B_1，宝宝可以补充卵磷脂。

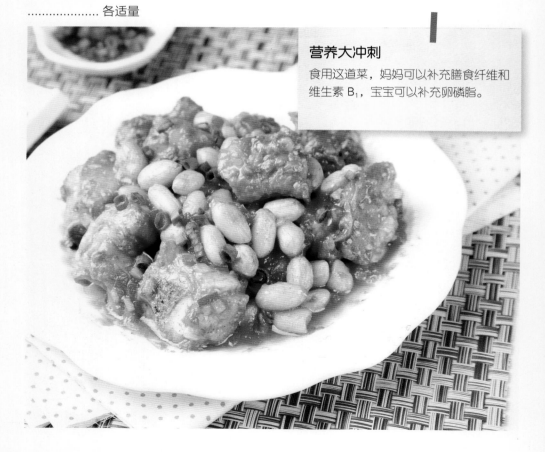

双瓜黄豆排骨汤 （孕7月推荐食谱）

原料

冬瓜............. 150 克
苦瓜.............. 80 克
水发黄豆........ 85 克
排骨段 .... 150 克
姜片...............少许

调料

盐、鸡粉...... 各少许

做法

1. 将洗净的冬瓜切块；洗好的苦瓜去子，切小块。

2. 锅中注入清水烧开，放入排骨段，搅匀，汆一会儿，去除血渍后捞出，沥干水分。

3. 砂锅中注入清水烧开，放入排骨、冬瓜块、苦瓜、黄豆、姜片，搅散，煲煮约 70 分钟，至食材熟透。

4. 加入盐、鸡粉，搅匀，续煮一小会儿，盛出排骨汤，装在碗中即可。

孕6月
孕7月
孕8月
孕9月
孕10月

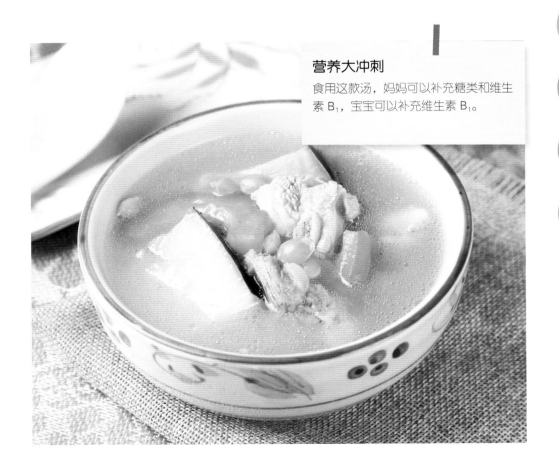

营养大冲刺

食用这款汤，妈妈可以补充糖类和维生素 B_1，宝宝可以补充维生素 B_1。

孕 8 月——坚持就是胜利

为了满足胎儿的成长需要，同时给分娩补充体力，为了哺乳做好准备，本月孕妈妈的体重在猛增，大约每周增加 250 克，这就要求孕妈妈通过饮食来增强营养。

1. 孕 8 月妈妈的饮食原则

摄入均衡的营养

进入孕晚期，胎儿的骨骼、肌肉和肺部发育都日趋成熟，对于营养的需求也达到了最高峰。孕妈妈也要为分娩以及分娩之后的哺乳积蓄能量。但是对于此时的孕妈妈来说，子宫占据了大半个腹部，肠胃被挤压，消化能力受到一定程度的影响，常常会有吃不下的感觉。因此，少吃多餐是一种非常好的方式。另外，还要注意营养的均衡摄入，适量补充不饱和脂肪酸、优质蛋白质、钙、铁以及矿物质元素。

粗粮、细粮搭配食用

孕妈妈适量多吃粗粮，可以保证摄入足够的膳食纤维，有利于通便，还有保护血管、控制血压和血糖等作用。但是，粗粮也不能吃得太多，或者只吃粗粮不吃细粮。如果粗粮吃得过多，就容易影响身体对于蛋白质、脂肪的吸收。一般来说，每周吃 3 次粗粮比较合适。

饭后可适当嗑瓜子

葵花子与西瓜子都富含脂肪、蛋白质、锌等营养元素及多种维生素，可增强消化功能。嗑瓜子能够使整个消化系统活跃起来。孕妈妈在饭前或饭后嗑瓜子，消化液就随之不断地分泌，对于食物的消化与吸收十分有利。所以，饭后嗑瓜子能够促进食欲，饭后嗑瓜子能够帮助消化。如果多种瓜子混合嗑效果更佳。

2. 孕 8 月宝宝和妈妈所需重点营养

糖类

孕 8 月胎儿的发育特点是开始在肝脏和皮下储存糖原及脂肪，需要消耗大量的能量，所以孕妇需要注意额外补充糖类，以维持身体对热量需求。如果这个阶段孕妇对糖类的摄入不足，可能会造成蛋白质缺乏或者酮症酸中毒。

孕妇应增加大米、面粉等主食的摄入量，适当增加粗粮，如小米、玉米、燕麦片等，保证每天进食 400 克左右的谷类食品。

α－ 亚麻酸

从孕 8 月开始，是宝宝大脑发育的关键时期，而 α－亚麻酸是构成大脑细胞的重要物质基础，它在人体内可以转化成 DHA 和 EPA，是胎儿的"智慧基石"。如果在孕期没有补充足够的 α－亚麻酸，则可能导致胎儿形体瘦小、智力低下、视力不好、反应迟钝、抵抗力弱等。**人体自身不能合成 α－亚麻酸，必须从食物中获得，如亚麻籽油、海鱼尤其是深海鱼等。**

3. 孕 8 月饮食红灯

忌食辛辣刺激的食物

孕晚期不能食用大蒜、大葱、辣椒、韭菜等食物，这些食物辛辣刺激，容易伤津、耗气、损血，加重气血虚弱，并容易导致便秘，多食辣椒还会导致供血不足，使子宫、胎儿、血管局部受挤压，容易引起高血压、流产、早产等，所以不宜食用。

忌食生冷寒凉、对子宫有刺激作用的食物

孕晚期不能食用苦瓜、冷饮、汽水、苋菜、荠菜等食物，这些属于生冷食物，其性寒凉，对子宫有非常大的刺激作用，很容易发生意外，有可能对孕妇和宝宝造成极大的危险，所以不适宜食用。

忌食容易让人过敏的食物

孕晚期不能食用如螃蟹、花生等食物，这些食物很容易让人过敏，即使平时吃这些食物没有异常，但在怀孕期间要尽力避免各种突发事件，一旦出现过敏，不但给孕妇带来极大的痛苦，严重时还需用药，影响胎儿的安全，所以不宜食用。

忌食腌制的食物

孕晚期不能食用如熏肉、腊肠、腊肉、咸鱼、咸菜、松花蛋、咸蛋等食物，这些属于腌制食物，其维生素及微量元素已遭到破坏，不能为孕妇和胎儿补充必需的营养元素。而且含有亚硝酸盐，会影响孕妇的心血管系统，导致胎儿缺氧，所以不宜食用。

忌食容易引发胎火的食物

孕晚期不能食用桂圆、人参、鹿茸等食物，这些食物性温热，有大补的作用，容易致使脏腑蓄热，引发胎火，导致孕妇出现口干舌燥、睡不着、长痘痘、手足心发烫、便秘、嘴角易破等症状，对母子均不利。

忌食过甜或油腻的食物

孕晚期不能食用糕点、糖果等食物，这些食物过甜或者过于油腻，会影响孕妇的胃口，导致不能从其他食物中正常摄入各种营养，而且易造成孕妇肥胖，对分娩不利，并使孕妇体内碱度下降，对胎儿的生长发育不利，所以不宜食用。

忌暴饮暴食

孕晚期对宝宝来说则是体重迅速增长的时期。在这个阶段，如果孕妇暴饮暴食，吃得过多，会使孕妇体内脂肪积蓄过多，导致组织弹性减弱，容易在分娩时造成难产或大出血，过于肥胖的孕妇还有发生妊娠高血压综合征、妊娠合并糖尿病、妊娠合并肾炎等疾病的可能。同时，孕妇暴饮暴食容易造成巨大胎儿，分娩时产程延长，易影响胎儿心跳而发生窒息。还有可能引起胎儿终生肥胖。

三文鱼蒸饭 （孕8月推荐食谱）

原料

水发大米...... 150 克
金针菇 .... 50 克
三文鱼 .... 50 克
葱花、枸杞 .. 各少许

调料

盐 .... 3 克
生抽................. 适量

做法

1. 洗净的金针菇切去根部，切成小段；洗好的三文鱼切丁。
2. 将三文鱼放入碗中，加入盐，拌匀，腌渍片刻；取碗，倒入大米、清水、生抽、鱼肉、金针菇，拌匀。
3. 蒸锅中注入适量清水烧开，放上碗，蒸 40 分钟至熟。
4. 取出蒸好的饭，撒上葱花，放上枸杞即可。

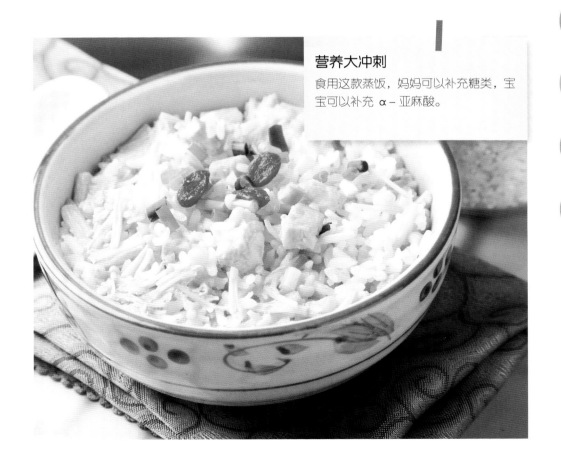

营养大冲刺
食用这款蒸饭，妈妈可以补充糖类，宝宝可以补充 α – 亚麻酸。

亚麻籽油拌秋葵 （孕8月推荐食谱）

原料

秋葵............260 克
红椒............40 克
蒜末............少许

调料

亚麻籽油..........适量
盐 ....3 克
鸡粉.............2 克
白糖.............2 克
辣椒油............适量

做法

1. 将洗净的红椒切圈；秋葵切成小块。

2. 锅中注入适量清水烧开，放 1 克盐，加适量亚麻籽油，放入红椒圈，焯煮至转色，把红椒捞出，沥干水分。

3. 将秋葵倒入沸水锅中，煮约 1 分钟至熟，把秋葵捞出，沥干水分。

4. 将秋葵倒入碗中，加入红椒、蒜末、2 克盐、鸡粉、白糖、辣椒油、亚麻籽油，拌匀，将菜肴装盘即可。

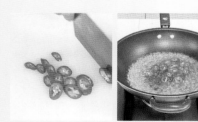
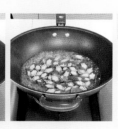

营养大冲刺

食用这道菜，妈妈可以补充膳食纤维，宝宝可以补充 α - 亚麻酸。

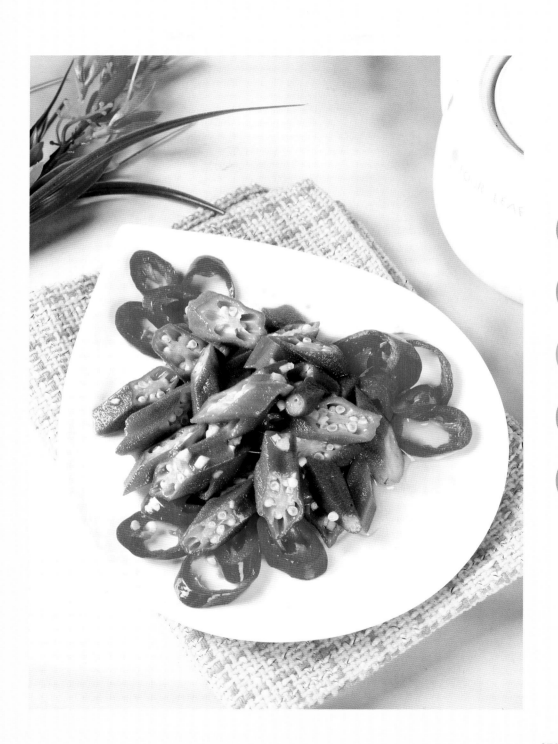

五香鲅鱼 （孕8月推荐食谱）

原料

鲅鱼块 .... 500 克
面包糠 .... 15 克
蛋黄 .... 20 克
香葱、姜片 .. 各少许

调料

五香粉、盐、生抽、
鸡粉、料酒、食用油
.... 各适量

做法

1. 取碗，倒入鲅鱼快，加入五香粉、姜片、香葱、盐、生抽、鸡粉、料酒，拌匀，腌渍 30 分钟。
2. 拣出香葱，倒入蛋黄，搅拌均匀，待用。
3. 锅中倒入食用油，烧至五成热，将鱼块裹上面包糠，放入油锅中，搅匀，炸至金黄色。
4. 关火后将炸好的鲅鱼捞出，沥干油，装入盘中即可。

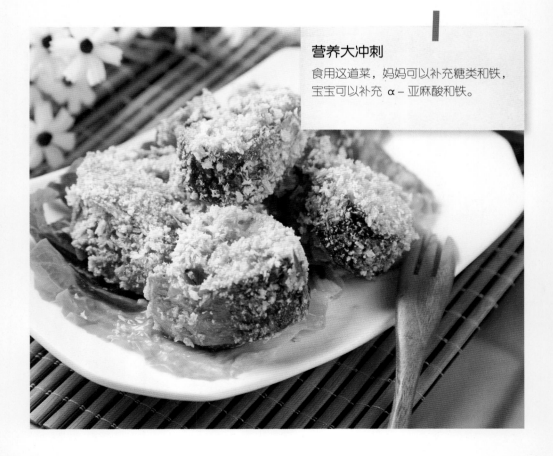

营养大冲刺

食用这道菜，妈妈可以补充糖类和铁，宝宝可以补充 α－亚麻酸和铁。

青豆玉米炒虾仁 （孕8月推荐食谱）

原料

青豆.............. 80 克
玉米粒 .... 100 克
虾仁.............. 15 个
蒜末、姜片 .. 各适量

调料

盐 .... 3 克
鸡粉 .... 2 克
料酒、水淀粉各 5 毫升
食用油 .... 10 毫升

做法

1. 备碗，放虾仁、2 毫升料酒、1 克盐、2 毫升水淀粉，拌匀，腌渍至入味。

2. 锅中注入清水烧开，加入青豆、玉米粒，拌匀，焯 5 分钟至食材断生，捞出玉米粒、青豆，装盘。

3. 用油起锅，倒入蒜末、姜片，爆香，放入虾仁、3 毫升料酒，炒匀至虾仁转色。

4. 倒入玉米粒、青豆，炒至食材熟透，加入 2 克盐、鸡粉，炒匀，用 3 毫升水淀粉勾芡，盛出炒好的菜肴，装盘即可。

营养大冲刺

食用这道菜，妈妈可以补充膳食纤维和维生素 B_1，宝宝可以补充 α–亚麻酸。

孕6月
孕7月
孕8月
孕9月
孕10月

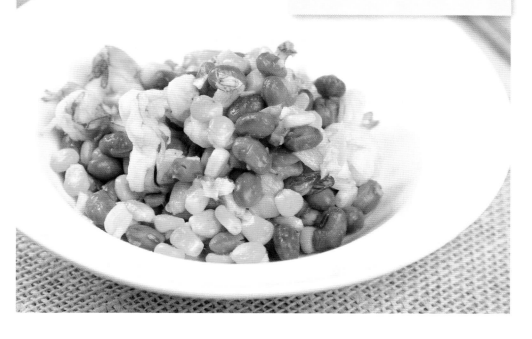

茄汁香煎三文鱼 （孕 8 月推荐食谱）

原料

三文鱼 .... 160 克
洋葱 .... 45 克
彩椒 .... 15 克
芦笋 .... 20 克
鸡蛋清 .... 20 克

调料

番茄酱、盐、黑胡椒粉、
生粉 .... 各适量

做法

1. 彩椒去子，切成粒；洋葱切成粒；洗净的芦笋切成丁。

2. 将洗好的三文鱼装入碗中，加入盐、黑胡椒、蛋清、生粉，拌匀，腌渍约 15 分钟，至其入味。

3. 煎锅置于火上，倒入食用油烧热，放入三文鱼，煎至熟透，盛出鱼块，装入盘中。

4. 锅底留油烧热，倒入洋葱、芦笋，翻炒出香味，加入彩椒、番茄酱、清水，搅匀，煮沸，加入盐，拌匀，调成味汁，盛出味汁，均匀地浇在鱼块上即可。

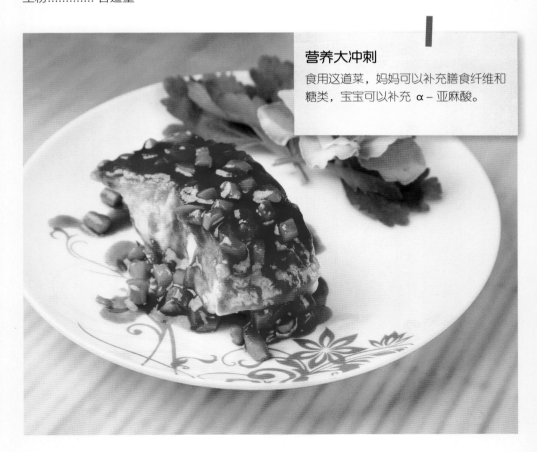

营养大冲刺
食用这道菜，妈妈可以补充膳食纤维和糖类，宝宝可以补充 α－亚麻酸。

胡萝卜丝蒸小米 （孕 8 月推荐食谱）

原料

水发小米...... 150 克
去皮胡萝卜 .. 100 克

调料

生抽................适量

做法

1. 洗净的胡萝卜切片，再切丝。
2. 取碗，加入洗好的小米，倒入清水，待用。
3. 蒸锅中注入清水烧开，放上小米，蒸 40 分钟至熟。
4. 放上胡萝卜丝，续蒸 20 分钟至熟透，取出蒸好的小米饭，加上生抽即可。

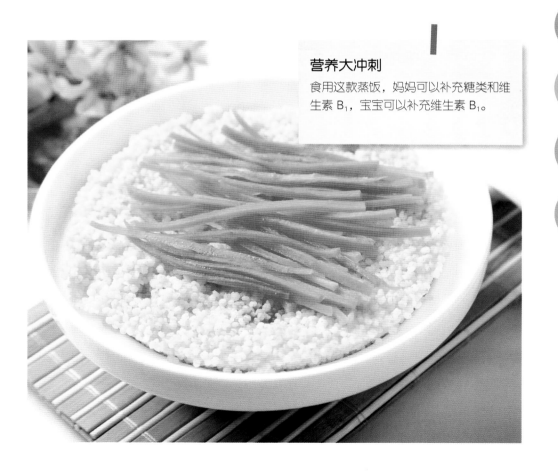

营养大冲刺

食用这款蒸饭，妈妈可以补充糖类和维生素 B_1，宝宝可以补充维生素 B_1。

孕 6 月
孕 7 月
孕 8 月
孕 9 月
孕 10 月

孕 9 月——为分娩做准备

本月孕妈妈的饮食除了要像以往那样满足胎儿和母体的营养需求外，还需要为即将到来的分娩和产后坐月子做相应的营养积累。孕妈妈在饮食上应该注意哪些呢？

1. 孕 9 月妈妈的饮食原则

饮食宜量少、丰富、多样

孕晚期是胎儿迅速生长和增加体重的时期，其大脑、骨骼、血管、肌肉完全形成，各个器官发育成熟，皮肤逐渐坚韧，皮下脂肪增多。在这个阶段如果孕妇营养摄入不合理，尤其是摄入过多，会使胎儿长得太大，分娩时容易难产，对宝宝的健康也不利。所以孕晚期饮食应以量少、丰富、多样为原则，既保质，又控量。要适当控制蛋白质、高脂肪食物的摄入量，一般采取少吃多餐的方式进餐，多吃体积小营养价值高的食物，少吃体积大、营养价值低的食物，如土豆、红薯。

适当吃粗粮

孕晚期饮食宜粗细搭配，因为粗粮没有经过精细加工，因此保存了某些细粮中没有的营养，只吃精细粮容易导致某些营养元素吸收不够，如膳食纤维、B 族维生素等。吃粗粮还能促进消化，防止孕晚期出现便秘。适合孕妇吃的粗粮有玉米、红薯、荞麦、糙米等。但孕妇进食粗粮并非多多益善，需注意适量，因为如果摄入的膳食纤维过多，会影响人体对蛋白质、无机盐以及某些微量元素的吸收，长此以往会导致免疫力下降。对孕妇来说，粗粮细做比较有利于健康。

孕晚期随着子宫逐渐膨大，胃肠等消化器官会受到一定的挤压，使孕妇的胃口和消化能力受到一定的影响。因此在这个阶段适宜采取少食多餐的饮食方法，既能减少孕妇的肠胃负担，又有利于随时变换膳食的花样，补充多样和足够的营养，以保障孕妇和胎儿的营养需要。由于胃部空间变小，可以多选择一些体积小但营养价值高的食物，如奶制品或动物性食品等。尤其在食欲下降、营养容易流失的夏季，最好选择新鲜的蔬菜水果，常吃鸡肉丝、猪肉丝、蛋花、紫菜、香菇做的汤。

2. 孕 9 月宝宝和妈妈所需关键营养

膳食纤维

孕 9 月，随着宝宝身体逐渐增大，越来越压迫到妈妈的肠道，孕妇很容易发生便秘，甚至引发痔疮。所以孕妇在这个阶段应该多补充一些膳食纤维，促进肠道蠕动，以缓解便秘和痔疮带来的痛苦。

可多吃全麦面包、芹菜、胡萝卜、白薯、土豆、豆芽、菜花等各种富含膳食纤维的新鲜蔬菜水果。

维生素 B₁

孕晚期孕妇如果体内维生素 B_1 不足，会出现呕吐、倦怠等类似早孕反应的症状，甚至影响生产时子宫的收缩，使产程延长，还有可能导致难产。

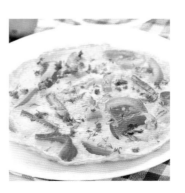

维生素 B_1 在体内储存量非常少，一旦饮食中缺乏，体内的维生素 B_1 就会迅速减少，所以这个阶段的孕妇要每天摄入富含维生素 B_1 的食物，如小米、玉米等粗粮，以及瓜子、猪肉、蛋类、动物肝脏等。

缤纷酸奶水果沙拉 （孕9月推荐食谱）

原料

哈密瓜 .... 100 克
火龙果 .... 100 克
苹果 .... 100 克
圣女果 .... 50 克
酸奶 .... 100 毫升

调料

蜂蜜、柠檬汁各适量

做法

1. 洗净去皮的哈密瓜切成小块；火龙果去皮切成小块；洗净的苹果去皮，去核，切成小块；洗净的圣女果对半切开。

2. 备好一个碗，将切好的水果整齐地码入碗中，用保鲜膜将果盘包好，放入冰箱冷藏 20 分钟。

3. 备一个小碗，放入酸奶、蜂蜜、柠檬汁，搅匀，待 20 分钟后，将其取出，去除保鲜膜。

4. 将调好的酸奶酱浇在水果上，即可食用。

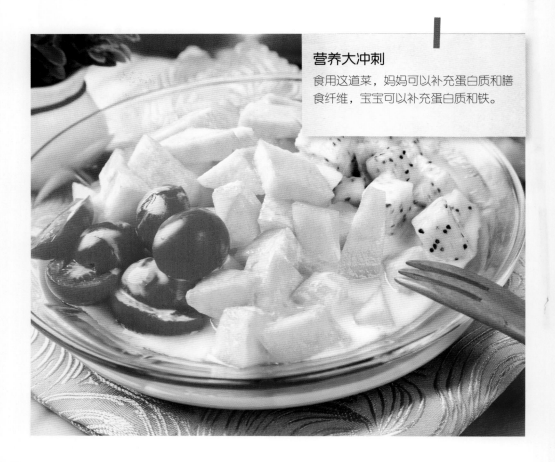

营养大冲刺

食用这道菜，妈妈可以补充蛋白质和膳食纤维，宝宝可以补充蛋白质和铁。

鸡蛋沙拉 （孕9月推荐食谱）

原料

熟鸡蛋2个（120克）
洋葱碎 15克
圣女果块 40克
胡萝卜块 40克
西生菜 80克

调料

橄榄油、白洋醋、
蜂蜜、盐...... 各适量

做法

1. 将鸡蛋沿着蛋白划开，取出蛋黄，将蛋白切成小块；蛋黄用手捏碎，待用。

2. 取一大碗，倒入洋葱碎、蛋黄，淋上橄榄油、白洋醋、蜂蜜，加入盐。

3. 倒入圣女果块、胡萝卜块、蛋白，充分拌匀至入味。

4. 取一个干净的盘子，摆放上洗净的西生菜，将拌匀的食材盛入盘中即可。

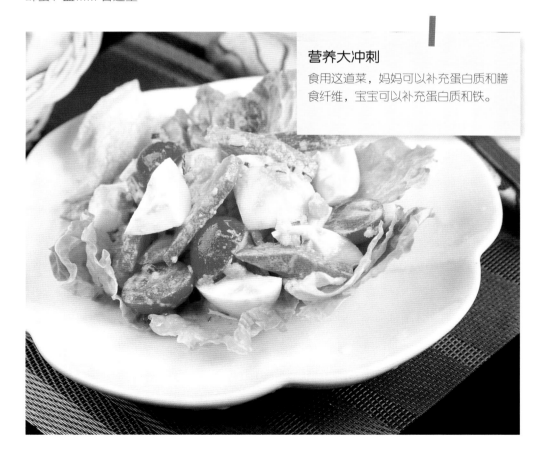

营养大冲刺

食用这道菜，妈妈可以补充蛋白质和膳食纤维，宝宝可以补充蛋白质和铁。

胡萝卜苦瓜沙拉 （孕9月推荐食谱）

原料

生菜.............. 70 克
胡萝卜.......... 80 克
苦瓜.............. 70 克
柠檬汁........ 10 毫升

调料

橄榄油........ 10 毫升
蜂蜜................. 5 克
盐.................... 少许

做法

1. 洗净的苦瓜去子，切丝；洗净去皮的胡萝卜切成丝；洗好的生菜切成丝。
2. 锅中注入适量清水，用大火烧开，加入少许盐，倒入苦瓜、胡萝卜，煮至断生。
3. 将食材捞出，放入凉水中过凉，捞出，沥干水分，待用。
4. 将食材装入碗中，放入备好的生菜，放入少许盐、柠檬汁、蜂蜜、橄榄油，搅拌匀，把拌好的食材装入盘中即可。

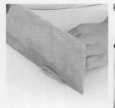 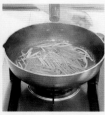 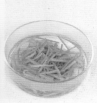 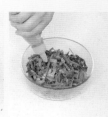

营养大冲刺

食用这道菜，妈妈可以补充膳食纤维和钙，宝宝可以补充钙。

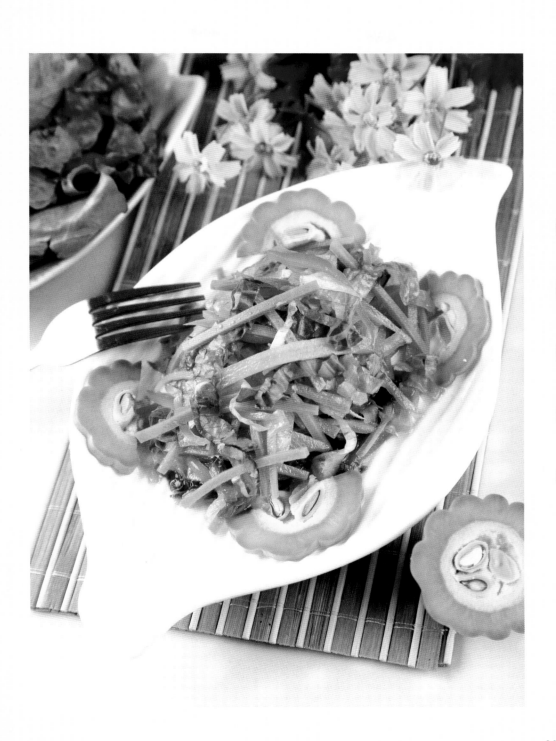

蛋白鱼丁 （孕9月推荐食谱）

原料

蛋清.............. 100 克
红椒.............. 10 克
青椒.............. 10 克
脆皖.............. 100 克

调料

盐 .... 2 克
鸡粉 .... 2 克
料酒.............. 4 毫升
水淀粉 .... 适量

做法

1. 洗净的红椒去子，切成小块；洗净的青椒去子，切成小块；处理干净的鱼肉切成丁。

2. 将鱼肉装入碗中，加入 1 克盐、1 克鸡粉、水淀粉，拌匀，腌渍 10 分钟至其入味，备用。

3. 热锅注油，倒入鱼肉、青椒、红椒，翻炒均匀。

4. 加入 1 克盐、鸡粉、料酒，炒匀调味，倒入蛋清，翻炒均匀，将炒好的菜肴盛入盘中即可。

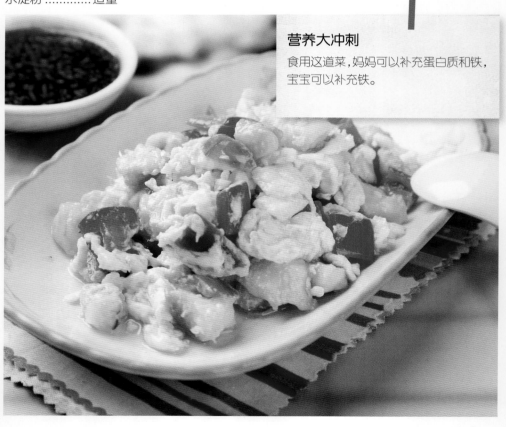

营养大冲刺
食用这道菜，妈妈可以补充蛋白质和铁，宝宝可以补充铁。

家常海带绿豆汤 （孕9月推荐食谱）

原料

海带丝 .... 70 克
绿豆............. 100 克

调料

冰糖.............. 50 克

做法

1. 砂锅中注入适量清水烧开，倒入洗净的绿豆。
2. 盖上盖，烧开后用小火煮约 50 分钟，至食材变软。
3. 揭盖，倒入备好的海带丝，拌匀搅散，煮约 20 分钟，至食材熟透。
4. 放入冰糖，搅拌匀，煮至溶化，盛出煮好的绿豆汤，装在碗中即成。

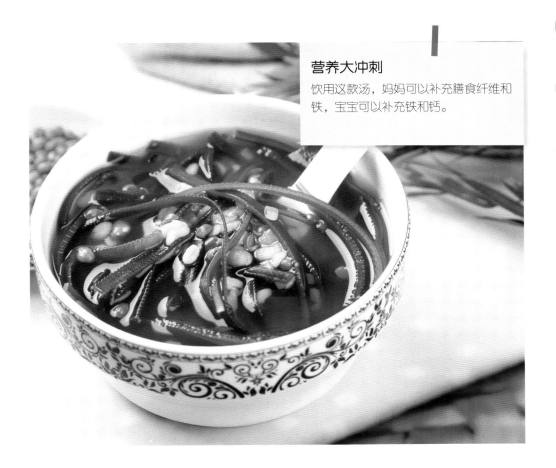

营养大冲刺

饮用这款汤，妈妈可以补充膳食纤维和铁，宝宝可以补充铁和钙。

孕10月——胃口好也不能乱吃

胎儿即将出世，孕妈妈也即将卸下重负。在饮食上，孕妈妈应当为分娩和随后的坐月子做好准备。在本月，饮食上要注意哪些方面呢？

1. 孕10月妈妈的饮食原则

多吃鱼预防早产

丹麦研究人员指出，多吃鱼可以增加女性足月分娩健康婴儿的可能性，即有助于预防早产。科学家估计，富含 Ω–3 脂肪酸的鱼可以延长妊娠期、防止早产，从而增加婴儿出生时的体重，使宝宝出生之后更加健康。研究证明，从不吃鱼的孕妇早产的可能性为 7.1%，而每周至少吃一次鱼的孕妇早产概率只有 1.9%。因此，孕晚期的准妈妈应多吃鱼，以降低早产的概率。尤其是富含 Ω–3 脂肪酸的鱼类，如大麻哈鱼、凤尾鱼、鲱鱼、鲭鱼、鳕鱼、沙丁鱼、金枪鱼等。

不可暴饮暴食

孕晚期对准妈妈来说是即将面临生产的准备期，对宝宝来说则是体重迅速增长的时期。在这个阶段，如果孕妇暴饮暴食，吃得过多，会使孕妇体内脂肪积蓄过多，导致组织弹性减弱，容易在分娩时造成难产或大出血，过于肥胖的孕妇还有发生妊娠高血压综合征、妊娠合并糖尿病、妊娠合并肾炎等疾病的可能。同时，孕妇暴饮暴食容易造成巨大胎儿，分娩时产程延长，易影响胎儿心跳而发生窒息。还有可能引起胎儿终生肥胖。所以，孕晚期要合理饮食，切不可毫无节制地暴饮暴食。

适当添加零食和夜餐

怀孕晚期，孕妇除了吃好正餐以外，还可根据需要，适当添加些零食和夜宵，以保障营养的充分摄入，但食物应选择营养丰富且容易消化的，如牛奶、点心、水果、坚果等。尤其不要饿着肚子睡觉。吃夜宵的时间不宜太晚，应与晚餐和睡觉的时间均间隔一定的时间，在略有饥饿感时吃夜宵最好，吃后休息一两个小时再上床睡觉。宵夜的分量以全天进餐量的五分之一为宜，并也要注意营养搭配，最佳搭配是奶制品、少量糖类和一点儿水果。太咸的食物和油炸食品不宜选择。

2. 孕 10 月宝宝和妈妈所需关键营养

维生素 B_{12}

维生素 B_{12} 是人体三大造血原料之一，它是唯一含有金属元素钴的维生素，故又称为钴胺素。如果孕妇身体内缺乏维生素 B_{12}，会导致"妊娠巨幼红细胞性贫血"，出现多种全身不适症状及神经系统症状，并使胎儿出现严重的缺陷。

维生素 B_{12} 只存在于动物性食品中，如奶、肉类、鸡蛋等。只要不偏食，孕妇一般不会缺乏维生素 B_{12}。

维生素 K

维生素 K 参与人体的凝血作用，在人体内储量不多，缺乏时会引起出血症状。维生素 K 既可以从食物中摄取，又能在人体肠道内合成，但新生儿出生后 1 周之内肠道尚无法合成维生素 K，因此需要从母乳中获得。

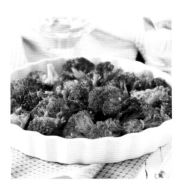

维生素 K 存在于西蓝花等深色蔬菜中，孕妇产前常吃可预防产后出血，并增加母乳中维生素 K 的含量。

孕6月
孕7月
孕8月
孕9月
孕10月

镁

妊娠过程中，镁的需要量也会随之增加。镁元素不但可以维持母体营养的平衡，也可以预防妊娠中毒症。妊娠中毒症是孕晚期的常见并发症，其病因主要由于心脏等血液循环系统出现了问题。倘若孕妈妈能适量补充镁元素，则能有效预防发生妊娠中毒症。

镁在肉类、奶类、大豆、坚果中含量丰富。另外，在菠菜、豆芽、香蕉、草莓等蔬果中的含量也很高。

铁

孕 10 月补铁也是很重要的，因为胎儿后期生长速度越来越快，对铁的需求量也越来越大，轻度缺铁性贫血会使孕妇感觉疲倦，严重的缺铁会导致缺铁性贫血，是孕妇食欲不振、烦躁不安、心慌气短、记忆力减退等，并导致胎儿出生后贫血。

食物中含铁丰富的有动物肝脏、瘦肉、蛋黄、鸡、鱼、虾和豆类。绿叶蔬菜中含铁较多的有菠菜、芹菜、油菜、苋菜、荠菜、黄花菜、西红柿等。水果中以杏、桃、李子、葡萄干、大枣、樱桃等含铁较多，干果有核桃，其他如海带、红糖、芝麻酱也含有铁。

锌

孕 10 月的妈妈即将面临生产，子宫将经历巨大的考验，而元素锌对子宫的收缩能力有着重要的影响。如果孕妇在这个阶段缺锌，子宫收缩无力，会导致顺产困难，产时疼痛加剧，产后子宫收缩不良，更会增加将来得妇科病的概率。另外，如果是剖宫产，锌还有促进刀口、伤口愈合的作用。所以这个阶段的孕妇一定要注意补锌。

富含锌的食物有白萝卜、胡萝卜、南瓜、茄子、白菜、苹果、香蕉、瘦肉、鱼肉、猪肝、牛肝、花生、核桃、芝麻等。

不饱和脂肪酸

孕晚期最重要的任务是补充不饱和脂肪酸，此时胎儿正处于大脑神经发育的高峰期，不饱和脂肪酸中的 Ω−3 和 DHA 有助于孩子眼睛、大脑、血液和神经系统的发育。

孕妇应适当摄入各种鱼类，尤其是海鱼，如鲭鱼、鲑鱼、鲱鱼等；坚果，如葵花子；绿叶蔬菜；以及从葵花子、亚麻籽中提取的油或食物。

牛奶阿胶粥 （孕10月推荐食谱）

原料

水发大米......180 克
阿胶.................少许
牛奶.........175 毫升

调料

白糖.................4 克

做法

1. 将阿胶放入小碟中，倒入少许清水，待用。

2. 蒸锅置火上，用大火烧开，放入小碟，蒸约 10 分钟，至阿胶溶化，取出蒸好的阿胶，待用。

3. 砂锅中注入清水烧热，倒入洗净的大米，拌匀，煮约 30 分钟，至米粒变软。

4. 加入阿胶、牛奶、白糖，拌匀，煮至白糖溶化，盛出煮好的粥，装入碗中即可。

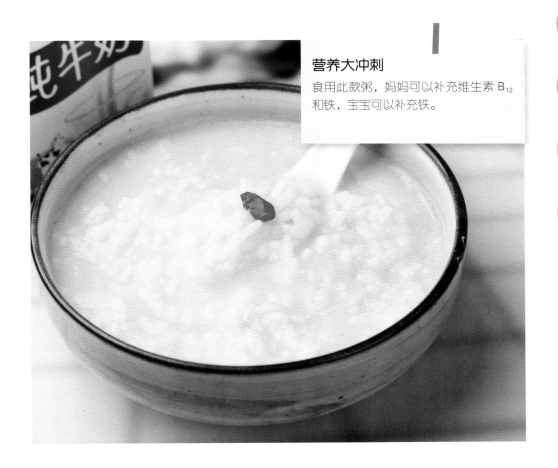

营养大冲刺

食用此款粥，妈妈可以补充维生素 B_{12} 和铁，宝宝可以补充铁。

西蓝花虾皮蛋饼 （孕 10 月推荐食谱）

原料

西蓝花 .... 100 克
鸡蛋 .... 2 个
虾皮 .... 10 克
面粉 .... 100 克

调料

盐、食用油 .. 各适量

做法

1. 洗净的西蓝花切成小朵。

2. 取一碗，加入面粉、盐，拌匀，打入一个鸡蛋，拌匀，再打入另一个鸡蛋，加入虾皮、西蓝花，拌匀。

3. 用油起锅，放入面糊，铺平，煎约 5 分钟至两面金黄色，取出煎好的蛋饼，装入盘中。

4. 将蛋饼放在砧板上，切去边缘不平整的部分，再切成三角状，将切好的蛋饼装入盘中即可。

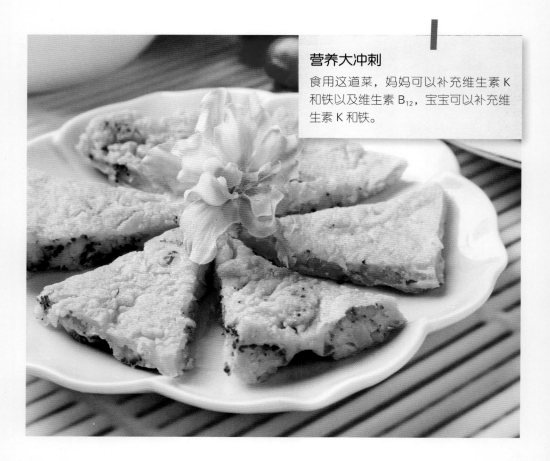

营养大冲刺

食用这道菜，妈妈可以补充维生素 K 和铁以及维生素 B_{12}，宝宝可以补充维生素 K 和铁。

豉汁蒸马头鱼 （孕10月推荐食谱）

原料

马头鱼 .... 500 克
姜丝、葱丝、红椒丝、
香葱条、姜片
.... 各少许

调料

蒸鱼豉油..... 10 毫升
食用油 .... 适量

做法

1. 将香葱条摆在盘子中，放上马头鱼、姜片，备用。
2. 蒸锅上火烧开，放入马头鱼。
3. 盖上锅盖，用大火蒸 15 分钟至其熟透，取出蒸好的鱼，拣去姜片和香葱条，摆上葱丝、姜丝、红椒丝，倒入蒸鱼豉油。
4. 锅中倒入食用油，用大火烧热，将热油浇在鱼身上即可。

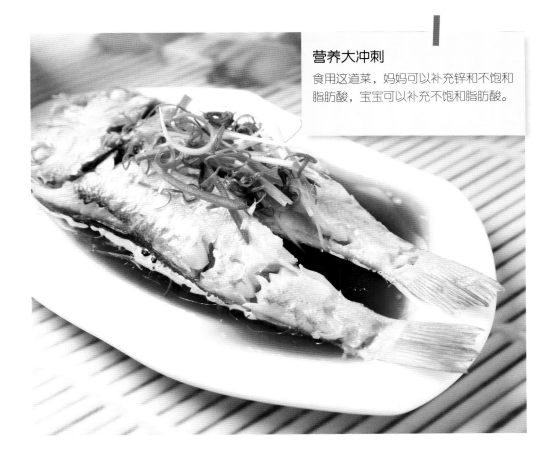

营养大冲刺

食用这道菜，妈妈可以补充锌和不饱和脂肪酸，宝宝可以补充不饱和脂肪酸。

孕6月
孕7月
孕8月
孕9月
孕10月

鹿茸竹笋烧虾仁 （孕10月推荐食谱）

原料

虾仁............. 150 克
竹笋............. 200 克
鹿茸................. 5 克
鸡汤......... 200 毫升
花椒................ 少许

调料

料酒............. 8 毫升
鸡粉................ 2 克
盐 .... 2 克
水淀粉、食用油各适量

做法

1. 处理好的竹笋切成片；处理好的虾仁横刀切开，去除虾线。

2. 锅中注入清水烧开，倒入笋片，汆去杂质后将竹笋捞出，沥干水分。

3. 热锅中注油，倒入花椒、笋片、虾仁、鹿茸。

4. 淋入料酒，翻炒去腥，倒入鸡汤，加入盐、鸡粉，炒匀调味，焖20分钟使食材入味，倒入水淀粉，炒匀，将炒好的菜盛出装入盘中即可。

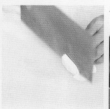 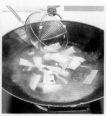 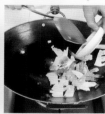 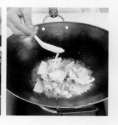

营养大冲刺

食用这道菜，妈妈和宝宝都可以补充铁和维生素 B_{12}。

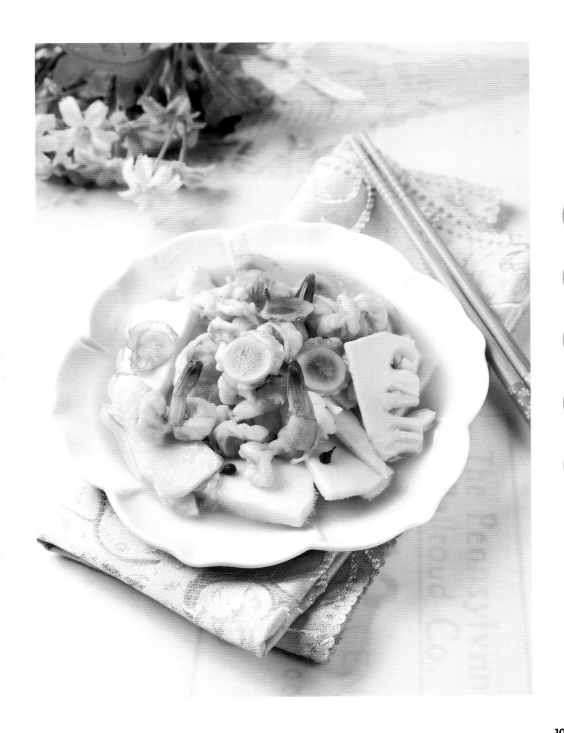

Chapter 3

产后哺乳和恢复，
全靠营养来帮忙

产后哺乳和恢复对于妈妈和宝宝来说都是非常重要的。妈妈的产后营养直接关系到母乳的质和量，关系到宝宝的生长发育。

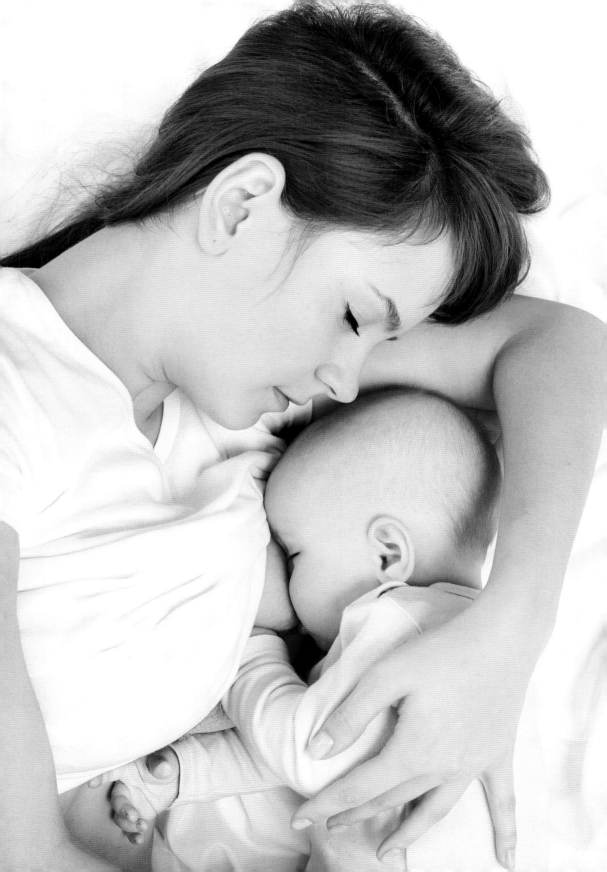

产后1周饮食调养

生产后的第1周，新妈妈的伤口还没愈合，身体比较虚弱、除了生活上要处处留心，饮食上也要注意适当调养。

1. 产后一周新妈妈身体特点

产后胎儿娩出，母体器官又会恢复到产前的状态。子宫、会阴、阴道的创口会愈合，子宫缩小，膈肌下降，心脏复原，被拉松弛的皮肤、关节、韧带会恢复正常。这些形态、位置和功能能否复原，则取决于产妇在坐月子时的调养。若养护得当，则恢复较快，且无后患；若稍有不慎，调养失宜，则恢复较慢。

产后新妈妈的身体有以下特点

❶ 阵痛从第3天开始得到缓解。

❷ 恶露量在分娩当天和第2天较多，然后逐渐减少，1周后与平时的月经量差不多。

❸ 分娩后第1天开始分泌乳汁。最初分泌的乳汁为灰白色，以后变为白色。乳汁的分泌量、乳腺的发育程度，与宝宝的吮吸能力成正比。另外，如果新妈妈有失眠、过度劳累、疼痛等身体症状，会阻碍乳汁分泌。

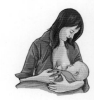

❹ 子宫逐渐缩小。

❺ 分娩之后，阴道外口有充血、水肿或不同程度的裂伤，或者为娩出宝宝时切开的会阴部伤口。轻者可以很快自愈，充血、水肿要在产后几天才会消失，会阴切开处缝合，一般在产后5天左右伤口可以拆线，逐渐痊愈。

❻ 产后排尿量会增加。这是因为妊娠晚期，潴留在身体内的大量水分需要在恢复期逐渐排出。产后因为腹部压力降低，膀胱容量增大，并且对腹内张力增高敏感，膀胱常常会滞留过量小便，加上分娩引起的会阴部肿痛，会造成排便困难，产妇很容易患上膀胱炎。

2. 产后 1 周新妈妈饮食注意事项

🚫 别急着第一天就喝下奶汤

作为新妈妈，都希望能有足够的母乳喂给宝宝。因此，很多新妈妈在产后就立即开始喝下奶汤。据统计，80%以上的初产妇在泌乳初期大部分输乳管是不通畅的，如果泌乳前未能及时疏通输乳管，就开始大量泌乳，一定会造成输乳管阻塞，乳房胀痛硬如石块，以致乳腺炎的发生。

因此，正确做法是，在产后几天先吃易消化的稀粥、烂面条等，有初乳分泌以后尽量让宝宝吸吮，试喂 2 天，如果奶不够吃，才能开始喝催奶汤。汤不要一下子喝得过猛，应该逐渐增加。从半碗到 3/4 碗到 1 碗到更多，同时让宝宝尽可能每次把奶吸尽，才能分泌更多更好的乳汁。要让输乳管通畅，就不能让奶积存下来，产多少就要吸出多少。

🚫 剖宫产要先排气再吃东西

因为剖宫产手术时需要打麻药，麻药会麻痹肠道，导致肠蠕动减弱。剖宫产之后排气是肠蠕动恢复的表现，如果肠蠕动没有恢复就吃东西的话，容易导致肠梗阻，对于产妇的健康非常不利。因此，剖宫产的产妇要等排气之后才能吃东西。熬点萝卜汤当水喝，可以促进排气。

🚫 忌食辛辣温燥、生冷坚硬的食物

辛辣温燥的食物可助内热，使产妇上火、口舌生疮、大便秘结，如韭菜、大蒜、辣椒、胡椒、茴香等。生冷坚硬的食物（如梨、柿子、西瓜、茄子等）会损伤脾胃，易导致瘀血滞留，可引起产后痛、产后恶露不绝。因此，这些食物在产后一周要忌食。

蛋花浓米汤 <small>（产后1周推荐食谱）</small>

原料

水发大米...... 170 克
鸡蛋................. 1 个

做法

1. 将鸡蛋打入碗中，快速搅拌一会儿，制成蛋液，待用。
2. 砂锅中注入适量清水烧开，倒入洗净的大米，搅拌匀。
3. 加盖，烧开后用小火煮约35分钟，至汤汁呈乳白色。
4. 揭盖，捞出米粒，再倒入蛋液，搅拌匀，至液面浮现蛋花，盛出煮好的浓米汤，装在小碗中即可。

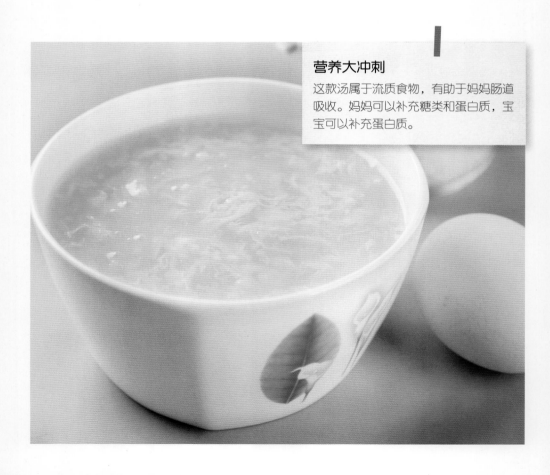

营养大冲刺

这款汤属于流质食物，有助于妈妈肠道吸收。妈妈可以补充糖类和蛋白质，宝宝可以补充蛋白质。

大米小米粥 （产后1周推荐食谱）

原料

水发大米........ 50 克
水发小米........ 50 克

调料

白糖.............. 10 克

做法

1. 砂锅中注入适量清水烧开。

2. 倒入洗净的小米，放入备好的大米。

3. 盖上盖，烧开后用小火煮约 20 分钟，至食材熟透。

4. 揭盖，加入白糖，搅拌一会儿，用中火煮至溶化，
   盛出煮好的小米粥，装在碗中即成。

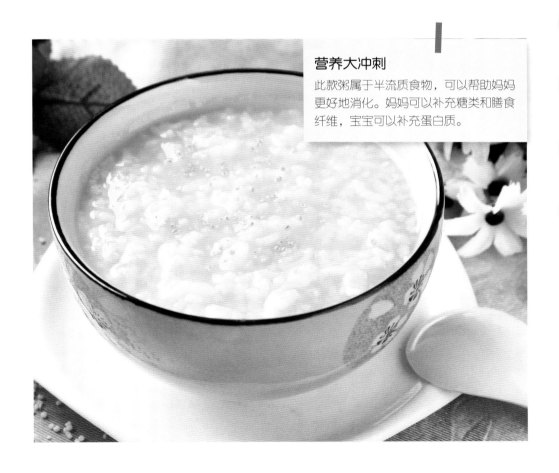

营养大冲刺

此款粥属于半流质食物，可以帮助妈妈
更好地消化。妈妈可以补充糖类和膳食
纤维，宝宝可以补充蛋白质。

小米鸡蛋粥 （产后1周推荐食谱）

原料

小米............. 300 克
鸡蛋............. 40 克

调料

盐、食用油 .. 各适量

做法

1. 砂锅中注入适量清水，大火烧热。
2. 倒入备好的小米，搅拌片刻。
3. 盖上锅盖，烧开后转小火煮 20 分钟至熟软。
4. 掀开锅盖，加入盐、食用油，搅匀调味，打入鸡蛋，
   小火煮 2 分钟，将煮好的粥盛出装入碗中。

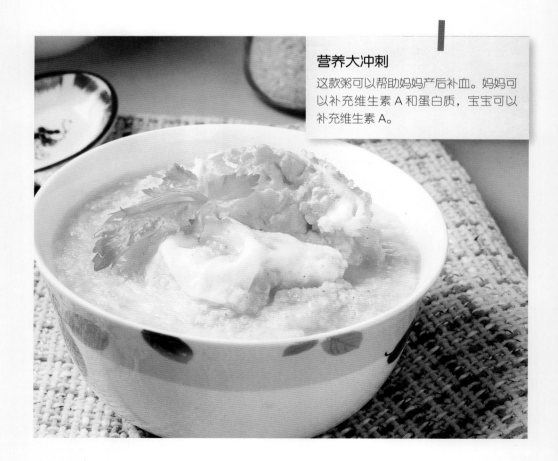

营养大冲刺

这款粥可以帮助妈妈产后补血。妈妈可以补充维生素 A 和蛋白质，宝宝可以补充维生素 A。

大枣杏仁小米粥 （产后1周推荐食谱）

原料

大枣................ 2 颗
杏仁.............. 40 克
水发小米...... 250 克

做法

1. 热水锅中倒入洗净的大枣。

2. 放入杏仁，再倒入泡好的小米，拌匀。

3. 加盖，用大火煮开后转小火续煮30分钟至食材熟软。

4. 揭盖，搅拌几下，以免粘锅底，盛出煮好的粥品，
   装碗即可。

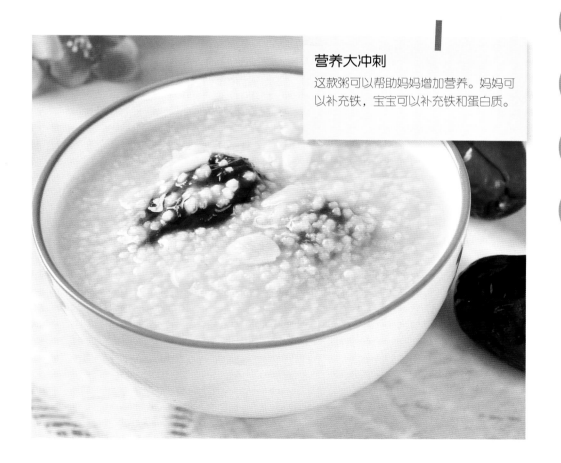

营养大冲刺

这款粥可以帮助妈妈增加营养。妈妈可
以补充铁，宝宝可以补充铁和蛋白质。

产后1周

产后2周

产后3周

产后4周

产后5周

西红柿面片汤 （产后1周推荐食谱）

原料

西红柿 .... 90 克
馄饨皮 .... 100 克
鸡蛋 .... 1 个
姜片、葱段 .. 各少许

调料

盐 .... 2 克
鸡粉 .... 少许
食用油 .... 适量

做法

1. 将备好的馄饨皮沿对角线切开，制成生面片；洗好的西红柿切小瓣。

2. 把鸡蛋打入碗中，搅散，调成蛋液，待用。

3. 用油起锅，放入姜片、葱段，爆香，盛出姜、葱；倒入西红柿、清水，煮至汤水沸腾，倒入生面片，拌匀，煮至食材熟透。

4. 倒入蛋液，拌至液面浮现蛋花，加入盐、鸡粉，拌匀调味，盛出煮好的面片，装在碗中即可。

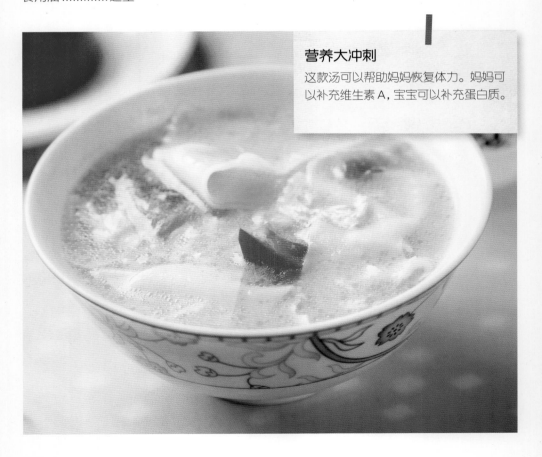

营养大冲刺

这款汤可以帮助妈妈恢复体力。妈妈可以补充维生素 A，宝宝可以补充蛋白质。

鱼丸挂面 （产后1周推荐食谱）

原料

挂面..............70克
生菜..............20克
鱼丸..............55克
鸡蛋..............1个
葱花..............少许

调料

盐、胡椒粉..各2克
鸡粉..............1克
食用油............适量

做法

1. 洗净的生菜切碎。

2. 鸡蛋打入碗中，打散调匀，制成蛋液。

3. 热锅注油，倒入蛋液，拌匀，炸约1分钟，至其呈金黄色，捞出炸好的鸡蛋。

4. 锅底留油烧热，倒入清水烧开，放入挂面，拌匀，煮约3分钟，加入鱼丸、盐、鸡粉、拌匀，煮约1分钟，加入胡椒粉、生菜、鸡蛋，拌匀，煮至食材熟透，起锅装碗，撒上葱花即可。

产后1周

产后2周

产后3周

产后4周

产后5周

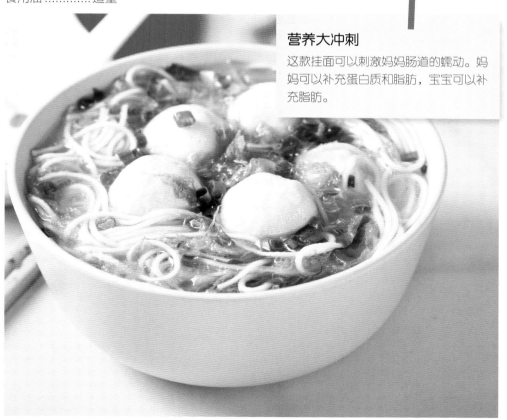

营养大冲刺

这款挂面可以刺激妈妈肠道的蠕动。妈妈可以补充蛋白质和脂肪，宝宝可以补充脂肪。

南瓜西红柿面疙瘩 （产后1周推荐食谱）

原料

南瓜.............. 75 克
西红柿.......... 80 克
面粉............ 120 克
茴香叶末..........少许

调料

盐 .... 2 克
鸡粉................ 1 克
食用油............适量

做法

1. 洗净的西红柿切小瓣；洗净去皮的南瓜切成片。

2. 把面粉装入碗中，加入 1 克盐、清水、食用油，拌至其成稀糊状。

3. 砂锅中注入清水烧开，加入 1 克盐、食用油、鸡粉、南瓜，拌匀，煮约 1 分 30 秒至其断生。

4. 倒入西红柿，拌匀，煮约 5 分钟，加入面糊，拌煮至粥浓稠，盛出煮好的面疙瘩，点缀上茴香叶末即可。

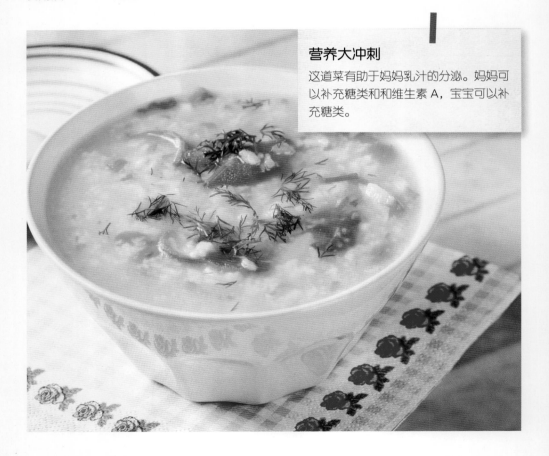

营养大冲刺

这道菜有助于妈妈乳汁的分泌。妈妈可以补充糖类和和维生素 A，宝宝可以补充糖类。

台湾麻油鸡 （产后1周推荐食谱）

原料

鸡胸肉 .... 350 克
鲜香菇 .... 30 克
姜片 .... 少许

调料

盐、鸡粉 ...... 各 1 克
芝麻油 .... 适量

做法

1. 洗净的鸡胸肉横刀从中间切开成两片，两面各划上一字刀且不切断；洗好的香菇去蒂，切成两块。

2. 锅置火上，倒入芝麻油烧热，放入鸡胸肉，煎约 2 分钟至两面焦黄，盛出煎好的鸡胸肉，放在砧板上放凉后切块。

3. 砂锅置火上，注入清水，放入姜片、鸡胸肉块、香菇，搅匀，煮 20 分钟至食材熟软。

4. 加入盐、鸡粉，拌匀，煮至入味，盛出，装碗即可。

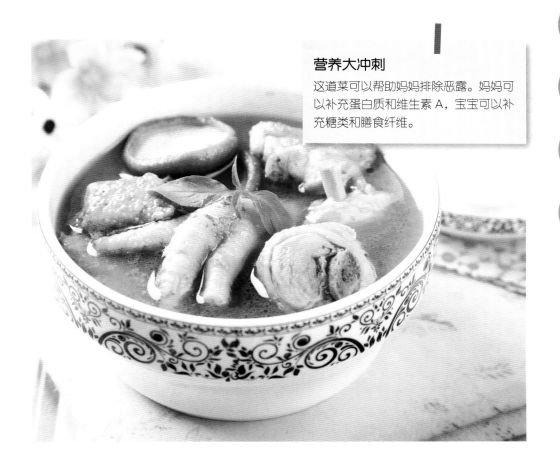

营养大冲刺

这道菜可以帮助妈妈排除恶露。妈妈可以补充蛋白质和维生素 A，宝宝可以补充糖类和膳食纤维。

产后 2~4 周饮食调养

经过产后 1 周的调理后，产后 2~4 周的饮食重点是滋补元气、增强体质、促进伤口复原、促进乳汁分泌和补充恢复体力。

1. 产后 2~4 周新妈妈身体特点

产后 2~4 周，新妈妈的身体逐渐在恢复，子宫慢慢缩小，膈肌下降，皮肤、关节、韧带逐渐恢复正常。产后 2~4 周仍然属于月子期，仍然需要细心调养。

产后 2~4 周新妈妈身体特点

❶ 子宫慢慢缩小。胎盘排除后，子宫体即收缩至胎儿头大小，之后随着子宫肌纤维迅速变小，水肿及充血消退，子宫逐渐缩小。产后 12 天左右子宫入盆，在腹部已经不能触及，重量在第二周末减至 350 克左右，但是在第 8 周才能达到正常子宫的重量，即 60~80 克。子宫内膜的再生大约在产后第三周，而胎盘附着全部修复则需要到产后六周。

❷ 恶露颜色变淡，量变少。恶露在产后一周最多，从第二周开始出血量减少，颜色逐渐变淡，两周后变为黄白色，渐渐像月经一样结束。

❸ 乳汁量逐渐变大。新妈妈在分娩后 2~3 天乳房增大，开始分泌乳汁。从产后第二周开始，乳汁量随着宝宝的胃容量慢慢增加。

❹ 盆底组织因分娩导致弹性减弱和肌纤维断裂，因此在产后 2~4 周需要适度练习产后健身操。如果在这段时期参加体力劳动，则会导致阴道壁膨出，甚至子宫脱垂。

2. 产后 2~4 周新妈妈饮食注意事项

⊘ 饮食要少量多次

产后过量的饮食会导致新妈妈产生肥胖问题，对于新妈妈的身体健康非常不利。一般来说，新妈妈产后脾胃虚弱，进食过多、进餐间隔过长都不利于消化吸收。因此，新妈妈要少食多餐，这样既能保证营养，又能保护脾胃。

⊘ 均衡营养

饮食的营养均衡对于新妈妈产后身体恢复是有很大作用的。日常的饮食除了要摄取肉类外，还要补充蛋白质，搭配蛋类、海鲜和蔬菜。鱼虾海鲜类热量低，所含的蛋白质品质又比一般的肉类更优质，是产后非常好的营养来源。而蔬果所含的丰富的矿物质和维生素，是肉类不能及的，所以一定要搭配着吃，补充各方面的营养。

⊘ 食物要细软、易消化

新妈妈产后肠胃功能相对比较虚弱，所以要多吃一些细软、易消化的食物，尽量少吃或不吃油炸食物和坚硬、带壳的及不易消化的食物。另外，新妈妈产后体力透支，会有牙齿松动的现象，如果吃太硬的食物会伤及牙齿健康。

⊘ 忌吃回奶食物及寒凉食物

韭菜、麦芽水等食物有回奶的作用，最好不要吃。人参也是如此，它不仅有退奶的作用，还容易造成子宫收缩和出血。此外，产妇的汤不宜放入当归、大枣，这些食材也会造成不下奶的情况。

猪心、鸭肉、鱿鱼等甘凉的肉食，会减少生乳，哺乳妈妈最好不要吃。马齿苋、黄瓜、苦瓜、梨、西瓜等，性寒凉，会引起哺乳妈妈肠胃不适或回乳，也不宜吃。

杂菇小米粥 （产后 2~4 周推荐食谱）

原料

平菇.............. 50 克
香菇（干）.... 20 克
小米.............. 80 克

调料

盐、鸡粉...... 各 2 克
食用油.......... 5 毫升

做法

1. 砂锅中注水烧开，倒入泡好的小米，加入食用油，拌匀，续煮 30 分钟至小米熟软。

2. 倒入平菇、香菇，拌匀。

3. 盖上盖，用大火煮开后转小火续煮 10 分钟至食材入味。

4. 揭盖，加入盐、鸡粉，拌匀，盛出煮好的粥，装碗即可。

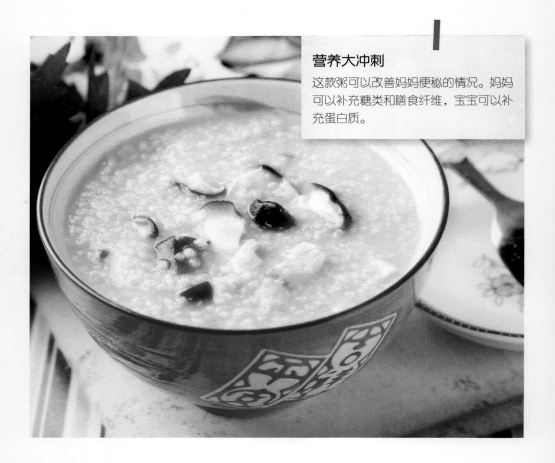

营养大冲刺

这款粥可以改善妈妈便秘的情况。妈妈可以补充糖类和膳食纤维，宝宝可以补充蛋白质。

南瓜小米粥 （产后 2~4 周推荐食谱）

原料

南瓜肉 .... 110 克
水发小米 .... 80 克

调料

白糖 .... 10 克

做法

1. 将洗净的南瓜肉切片，再切小块。

2. 砂锅中注入清水烧开，倒入洗净的小米，煮约 30 分钟，至米粒变软。

3. 倒入南瓜，拌匀，续煮约 15 分钟，至食材熟透。

4. 盛出煮好的南瓜粥，装在小碗中，食用时加入白糖拌匀即可。

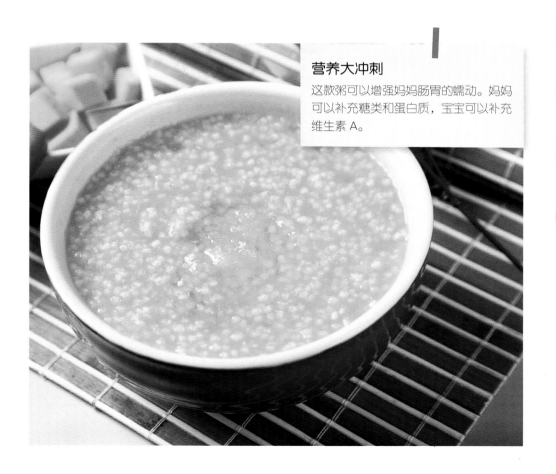

营养大冲刺

这款粥可以增强妈妈肠胃的蠕动。妈妈可以补充糖类和蛋白质，宝宝可以补充维生素 A。

蒸肉末白菜卷 （产后 2~4 周推荐食谱）

原料

白菜叶、瘦肉末
...............各 100 克
蛋液...........30 毫升
葱花、姜末 .. 各 3 克

调料

盐、鸡粉、胡椒粉、干淀粉、
料酒、水淀粉、食用油
.... 各适量

做法

1. 把瘦肉末放入碗中，加入料酒、姜末、葱花、盐、鸡粉、蛋液、胡椒粉、食用油、干淀粉，拌匀，制成肉馅。

2. 锅中注入清水烧开，放入白菜叶，搅散，焯一会儿，至食材断生后捞出，沥干水分。

3. 放凉后铺开，放入肉馅，包好，卷成肉卷儿，放在蒸盘中，摆放整齐，放入蒸盘，蒸至食材熟透，取出。

4. 锅置旺火上，加入清水、盐、鸡粉、水淀粉、食用油，调成稠汁，盛出，将稠汁浇在蒸熟的菜肴上即可。

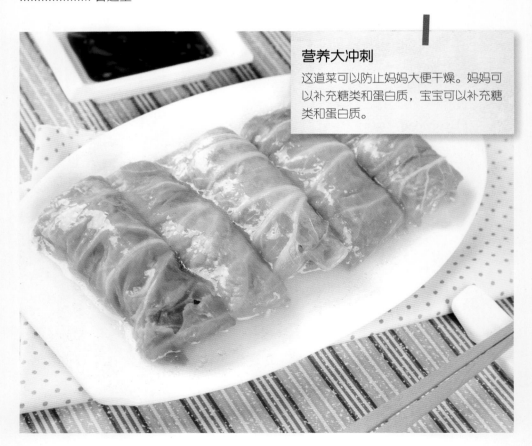

营养大冲刺

这道菜可以防止妈妈大便干燥。妈妈可以补充糖类和蛋白质，宝宝可以补充糖类和蛋白质。

圣女果芦笋鸡柳 （产后 2~4 周推荐食谱）

原料

鸡胸肉 .... 220 克
芦笋 .... 100 克
圣女果 .... 40 克
葱段 .... 少许

调料

盐、鸡粉、料酒、水淀粉、
食用油 .... 各适量

做法

1. 洗净的芦笋用斜刀切长段；洗好的圣女果对半切开；洗净的鸡胸肉切条形。

2. 把鸡肉条装入碗中，加入盐、水淀粉、料酒，搅拌一会儿，再腌渍约 10 分钟。

3. 热锅注油，烧至四五成热，放入鸡肉条，搅动，散开，再放入芦笋段，拌匀，炸至食材断生后捞出，沥干油。

4. 用油起锅，放入葱段，爆香，倒入炸好的材料，放入圣女果、盐、鸡粉、料酒、水淀粉，炒至熟软即可。

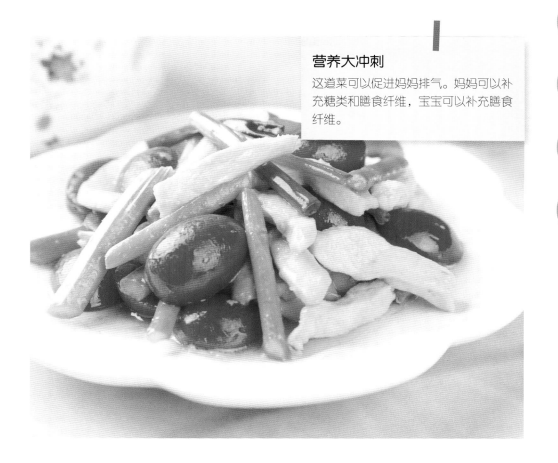

营养大冲刺

这道菜可以促进妈妈排气。妈妈可以补充糖类和膳食纤维，宝宝可以补充膳食纤维。

核桃蒸蛋羹 （产后 2~4 周推荐食谱）

原料

鸡蛋................. 2 个

核桃仁............. 3 个

调料

红糖.............. 15 克

黄酒..............5 毫升

做法

1. 取碗，倒入温水，放入红糖，拌至溶化。
2. 备碗，打入鸡蛋，打散至起泡，往蛋液中加入黄酒，倒入红糖水，拌匀。
3. 蒸锅中注水烧开，揭盖，放入处理好的蛋液，蒸 8 分钟。
4. 取出蒸好的蛋羹，将核桃仁打碎，撒在蒸熟的蛋羹上即可。

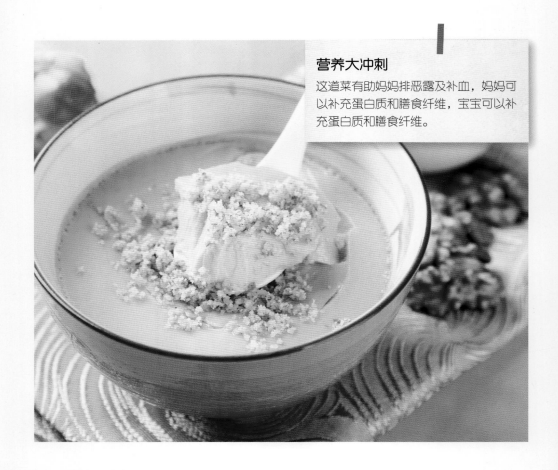

营养大冲刺

这道菜有助妈妈排恶露及补血，妈妈可以补充蛋白质和膳食纤维，宝宝可以补充蛋白质和膳食纤维。

陈皮银耳炖乳鸽 （产后 2~4 周推荐食谱）

原料

乳鸽............600 克
水发银耳........5 克
水发陈皮.........2 克
高汤........300 毫升
姜片、葱段 .. 各少许

调料

盐 .... 3 克
鸡粉 .... 2 克
料酒 .... 适量

做法

1. 锅中注入清水烧开，倒入乳鸽，略煮一会儿，捞出余好的乳鸽，放入炖盅里。
2. 加入姜片、葱段、银耳、陈皮、高汤、盐、鸡粉、料酒，盖上盖。
3. 蒸锅中注入适量清水烧开，放入炖盅。
4. 盖上盖，炖 2 小时至食材熟透，取出炖盅，待稍微放凉即可。

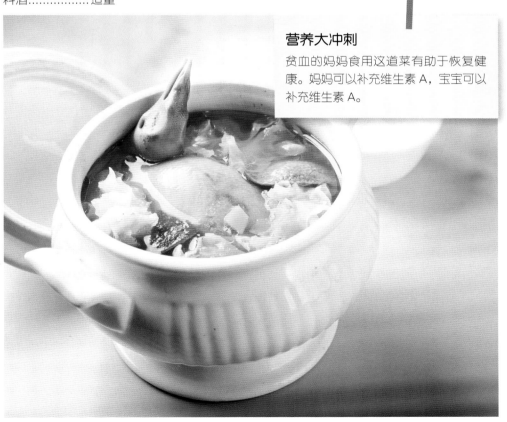

营养大冲刺

贫血的妈妈食用这道菜有助于恢复健康。妈妈可以补充维生素 A，宝宝可以补充维生素 A。

产后1周
产后2周
产后3周
产后4周
产后5周

苹果大枣鲫鱼汤 （产后 2~4 周推荐食谱）

原料

鲫鱼.............500 克
去皮苹果......200 克
大枣..............20 克
香菜叶............少许

调料

盐.....................3 克
胡椒粉.............2 克
水淀粉、料酒、食用油
.....................各适量

做法

1. 洗净的苹果去核，切成块；往鲫鱼身上加上 1 克盐，涂抹均匀，淋入料酒，腌渍 10 分钟入味。

2. 用油起锅，放入鲫鱼，煎约 2 分钟至金黄色。

3. 注入适量清水，倒入大枣、苹果，大火煮开，加入 2 克盐，拌匀，续煮 5 分钟至入味。

4. 加入胡椒粉，拌匀，倒入水淀粉，拌匀，将煮好的汤装入碗中，放上香菜叶即可。

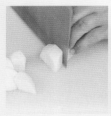
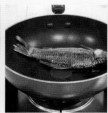
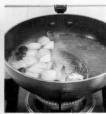
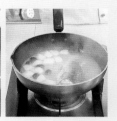

营养大冲刺

这款汤能调养妈妈尚未完全恢复的消化及吸收功能。妈妈可补充蛋白质和糖类，宝宝可补充膳食纤维。

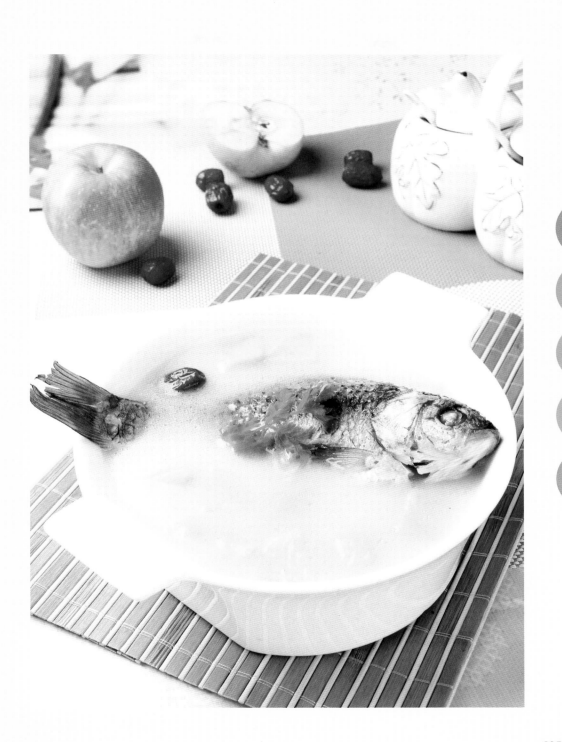

产后1周

产后2周

产后3周

产后4周

产后5周

产后 5~8 周饮食调养

虽然过完了"月子期"，但新妈妈们千万不要掉以轻心。除了饮食上要合理安排外，在生活上更加要注意适当调理。

1. 产后 5~8 周新妈妈饮食注意事项

虽然坐完了月子，但是新妈妈们的身体调养还要继续。产后 5~8 周虽然没有前 4 周来得重要，但是仍然需要在饮食和生活方面注意调养。

需要注意的饮食事项如下

❶ 早餐要吃好。有些新妈妈由于起夜喂奶等原因，打乱了正常的生活规律，导致睡眠不足、食欲不振，因此早餐常常被忽略。其实，哺乳期妈妈的早餐是非常重要的。早餐不仅要吃，还要吃好。新妈妈进食营养丰富均衡的早餐既有利于身体的恢复，也有利于哺乳，对妈妈和宝宝都是非常有好处的。

❷ 控制脂肪的摄取。随着生活条件好转，新妈妈的营养摄入越来越充分。但是，营养充足不代表整天吃大鱼大肉，脂肪摄取过多也是不可取的。科学的营养摄入既要保证动物性蛋白质的摄取，还要荤食素食成一定比例，这样更能保障新妈妈的健康和乳汁的质量。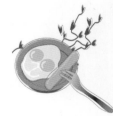

❸ 尽量远离茶水、咖啡、酒。茶水中的鞣酸会与食物中的铁结合，影响对铁的吸收，使新妈妈产生贫血等症状。另外，茶水、咖啡和酒都会激起大脑的兴奋，影响新妈妈的睡眠，不利于身体恢复；茶水和咖啡中的咖啡因通过乳汁进入宝宝体内，会使宝宝发生肠痉挛和无缘由啼哭。

❹ 少吃硬、咸、生冷的食物。新妈妈身体还相对虚弱，活动量也比较小，吃硬的食物很容易造成消化不良。咸食中含有比较多的盐，容易引起体内水钠潴留，造成水肿；生冷的食物不仅会影响牙齿和消化功能，还容易损伤脾胃。

2. 产后 5~8 周新妈妈生活注意事项

 多休息，不能过度劳累

传统的坐月子是产后 1～4 周，但是新妈妈在产后第 5～8 周的时候仍需要注意休息，不能过度劳累。有些新妈妈以为，只要出了月子就表明身体恢复得差不多了。于是，一出了月子就不在意久站、久蹲、过度劳累。其实，盆腔里的生殖器官在这时并没完全复位，功能也没有完全恢复。如果不注意防护，仍然会影响生殖器官复位。

 心情放松、愉悦

新妈妈产后激素急剧下降，伤口还没有完全复原，又可能面临哺喂母乳遭遇挫折、身材改变、不知如何照顾新生儿等一系列问题，容易感到忧郁，严重的还会引发产后抑郁症。典型的产后抑郁症在产后 6 周内发生，可持续整个产褥期，一般在 3～6 个月自行恢复，但严重的可持续 1～2 年。新妈妈要注意保持心情的放松和愉悦，新爸爸也要在精神上和生活上多支持和开导新妈妈。

 适当活动

产后 5～8 周的新妈妈可以适当外出活动，也可以在床上做一些简单的抬腿、臀部上提、收缩肛门等活动。散步是一种比较柔缓的运动方式，既能够促进身体恢复，又能舒缓情绪。新妈妈可以每天散步 1 小时左右。

有些新妈妈由于产后身材变形，急于减肥塑身。但是过早、长时间的健美运动对身体不利，会使盆腔韧带发生严重松弛，导致子宫、膀胱、直肠突向阴道，造成子宫脱垂、尿失禁和排便困难。这些症状在产后往往不会马上出现，而常常在 10 年以后逐渐明显。

如果一定要减重，那也需要循序渐进，在运动中不要过分用力。不要试图在短时间内达到目标，可以在 1 年左右恢复到原来的状态。

补血养生粥 （产后 5~8 周推荐食谱）

原料

眉豆、红米、赤小豆
...............各 40 克
绿豆..............30 克
薏米、黑米各 100 克
玉米、花生米各约 50 克
糙米..............45 克
水发小米........35 克

调料

红糖、蜂蜜 .. 各适量

做法

1. 砂锅中注入适量清水，倒入眉豆、绿豆、赤小豆、薏米、红米、糙米、黑米、小米、花生米、玉米，拌匀。

2. 加盖，大火煮开转小火煮 30 分钟至食材熟透。

3. 揭盖，加入红糖、蜂蜜。

4. 搅拌片刻使其入味，将煮好的粥盛出，装入碗中即可。

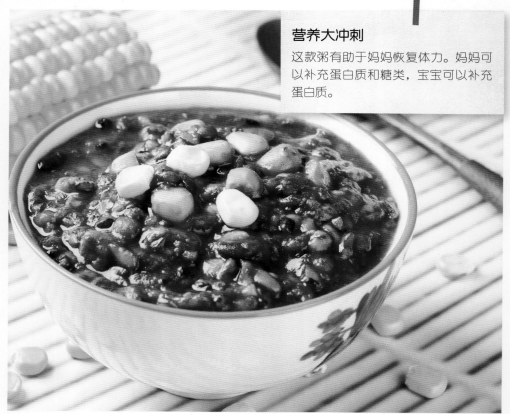

营养大冲刺

这款粥有助于妈妈恢复体力。妈妈可以补充蛋白质和糖类，宝宝可以补充蛋白质。

鲜虾粥 （产后 5~8 周推荐食谱）

原料

基围虾 .... 200 克
水发大米 ...... 300 克
姜丝 .... 少许
葱花 .... 少许

调料

料酒 .... 4 毫升
盐 .... 2 克
胡椒粉 .... 2 克
食用油 .... 少许

做法

1. 处理好的虾切去虾须，切开背部去除虾线。

2. 砂锅中注入清水大火烧热，倒入大米，搅拌片刻，煮 20 分钟至熟软。

3. 加入食用油、虾、姜丝、盐、料酒、胡椒粉，搅匀调味，续煮 2 分钟使其入味。

4. 持续搅拌片刻，将煮好的粥盛出装入碗中，撒上葱花即可。

营养大冲刺
这款粥能保证新妈妈身体顺利恢复，并为宝宝提供足够的优质母乳。

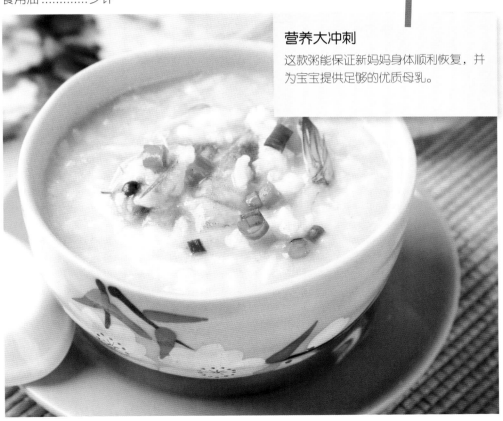

冬菜蒸牛肉 （产后 5~8 周推荐食谱）

原料

牛肉............. 130 克
冬菜.............. 30 克
洋葱末 .... 40 克
姜末................. 5 克
葱花................. 3 克

调料

胡椒粉 .... 3 克
蚝油.............. 5 毫升
水淀粉 .... 10 毫升
芝麻油 .... 3 毫升

做法

1. 将洗净的牛肉切片。

2. 把肉片装入碗中，放入蚝油、胡椒粉、姜末，倒入备好的冬菜，撒上洋葱末，拌匀，淋上水淀粉、芝麻油，拌匀，腌渍一会儿；再转到蒸盘中，摆好造型。

3. 备好电蒸锅，烧开水后放入蒸盘。

4. 盖上盖，蒸约 15 分钟，至食材熟透，取出蒸盘，趁热撒上葱花即可。

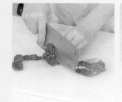 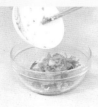 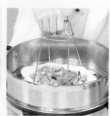 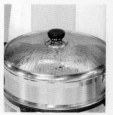

营养大冲刺

这道菜可以增进妈妈的食欲。妈妈可以补充蛋白质和脂肪，宝宝可以补充蛋白质。

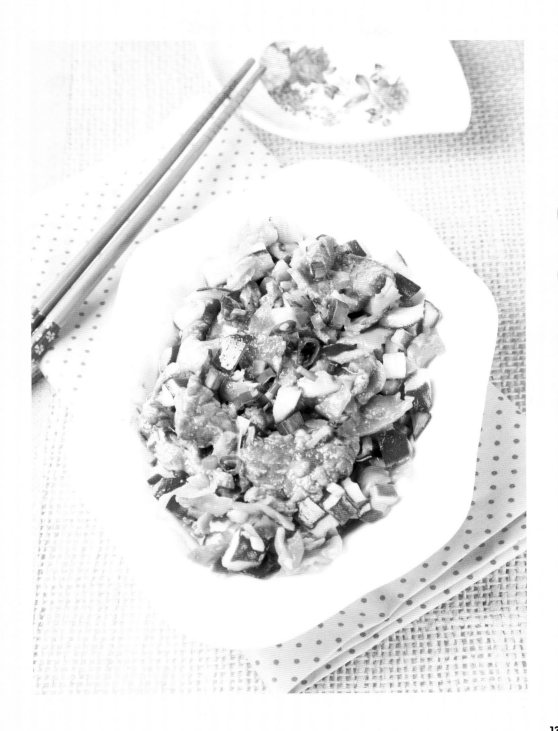

鲜虾烧鲍鱼 （产后 5~8 周推荐食谱）

原料

基围虾 .... 180 克
鲍鱼 .... 250 克
西蓝花 .... 100 克
葱段、姜片 .. 各少许

调料

海鲜酱、盐、鸡粉、蚝油、
料酒、蒸鱼豉油、水淀粉、
食用油 .... 各适量

做法

1. 鲍鱼上取下鲍鱼肉，刮去表面污渍，放水中浸泡。

2. 锅中注水烧开，放入鲍鱼肉、料酒，余水片刻。

3. 锅中放基围虾，煮至虾身弯曲，捞出；另起锅，注入水烧开，加盐、食用油、西蓝花，煮至变色，捞出。

4. 砂锅置火上，注油烧热，放姜、葱爆香，加海鲜酱、鲍鱼肉、水、料酒、蒸鱼豉油，炒匀，加入基围虾、蚝油、鸡粉、盐，拌匀，煮至食材熟透，倒入水淀粉，炒至汤汁收浓，盛出菜肴，用西蓝花围边即成。

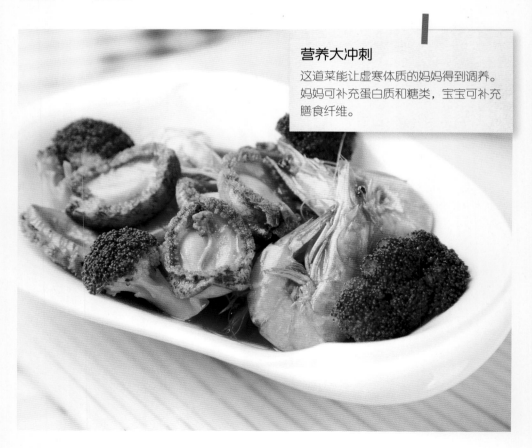

营养大冲刺

这道菜能让虚寒体质的妈妈得到调养。妈妈可补充蛋白质和糖类，宝宝可补充膳食纤维。

海参干贝虫草煲鸡 （产后 5~8 周推荐食谱）

原料

水发海参........ 50 克
虫草花 .... 40 克
鸡肉块 .... 60 克
高汤................适量
蜜枣、干贝、姜片、
黄芪、党参 .. 各少许
桂圆................少许

做法

1. 锅中注入清水烧开，倒入鸡肉块，搅拌搅散，汆去血水，捞出，沥干水分。
2. 把鸡肉块过一次冷水，清洗干净，备用。
3. 砂锅中倒入高汤烧开，放入海参、虫草花、鸡肉、蜜枣、干贝、姜片、黄芪、党参、桂圆，拌匀，煮 3 小时至食材入味。
4. 将煮好的汤料盛出，装入碗中即可。

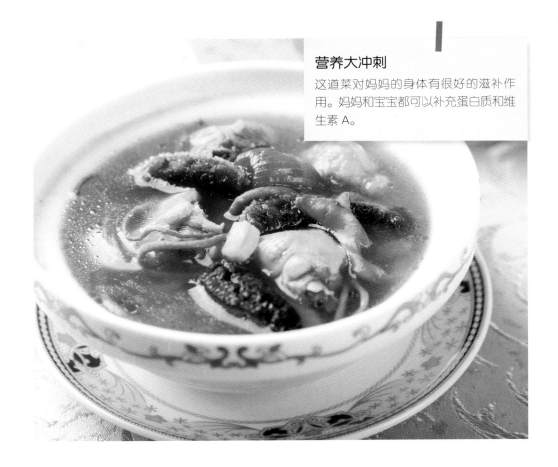

营养大冲刺

这道菜对妈妈的身体有很好的滋补作用。妈妈和宝宝都可以补充蛋白质和维生素 A。

产后催乳及提高母乳质量营养方案

母乳喂养是最适合宝宝的喂养方式，而母乳的质和量直接关系到宝宝的生长发育。因此，正确的产后催乳方式和提高母乳质量的方法，对于新妈妈来说是非常重要的。

适量的脂肪

脂肪不但可以提供能量，还可以提供脂肪酸，参与宝宝的大脑发育。花生油、豆油、菜油、芝麻油、猪油中含有较多脂肪，此外奶类、肉类、鸡蛋、鸭蛋，还有花生、核桃、芝麻中所含脂肪也很多。

补充维生素

深绿色、黄红色蔬菜及水果，可提供维生素 A；适当地晒太阳可补充维生素 D；瘦肉、蛋类、肝脏、粗粮、蘑菇等可提供 B 族维生素；新鲜水果特别是鲜枣、山楂、猕猴桃等含维生素 C 丰富。新妈妈产后适量地补充维生素，不仅可以增强身体的抵抗力，而且母乳的营养也会更全面，有助于宝宝的生长发育。

足够的矿物质

矿物质主要指钙、铁、锌、锰、镁、铜、碘等元素，它们对妈妈产后身体的恢复有重要作用。比如，瘦肉、肝等含铁的食物可预防乳母贫血；牛奶、豆类、芝麻酱等含钙的食物可促进宝宝骨骼的生长发育；海带、紫菜等海产品可以提供碘。

不偏食、不挑食

哺乳期一定要不偏食、不挑食，清淡饮食，这样才能提高乳汁质量。小米粥、鸡汤、肉汤、鱼汤、虾肉、猪蹄、花生、黄豆、黄花菜、鲤鱼、鲫鱼、墨鱼等均为下乳佳品；其他还有猪肝、豆类、丝瓜、花生、芝麻等。

丝瓜排骨粥 （产后催乳及提高母乳质量营养方案）

原料

猪骨.............200 克
丝瓜.............100 克
虾仁.............15 克
大米.............200 克
水发香菇.........5 克
姜片.............少许

调料

料酒、盐、鸡粉、
胡椒粉.........各适量

做法

1. 洗净去皮的丝瓜切成滚刀块；洗好的香菇切成丁。

2. 锅中注入清水烧开，倒入猪骨、料酒，拌匀，氽去血水，将焯好的排骨捞出，沥干水分。

3. 砂锅中注入清水烧热，倒入猪骨、姜片、大米、香菇，搅匀，煮 45 分钟。

4. 倒入虾仁，搅匀，续煮 15 分钟，加入丝瓜、盐、鸡粉、胡椒粉，拌至食材入味，将煮好的粥盛出，装入碗中即可。

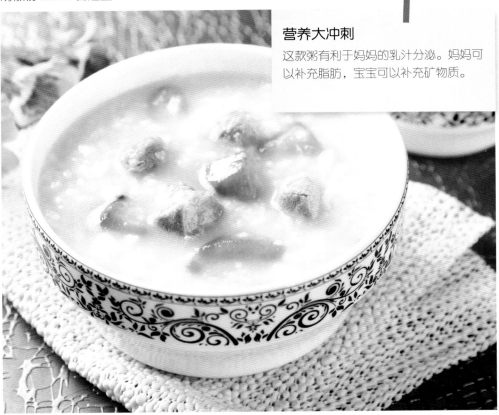

营养大冲刺

这款粥有利于妈妈的乳汁分泌。妈妈可以补充脂肪，宝宝可以补充矿物质。

清蒸蒜蓉开背虾 （产后催乳及提高母乳质量营养方案）

原料

鲜虾............. 150 克
青椒丁 .... 15 克
蒜末............. 15 克
红椒丁 .... 5 克

调料

生抽 .... 10 毫升
食用油 .... 适量

做法

1. 将处理干净的鲜虾对半切开，去除脏物，再做成开背虾的形状；取一蒸盘，放入切好的鲜虾，摆好造型。
2. 用油起锅，撒上少许蒜末，爆香，倒入青椒丁、红椒丁，炒匀，关火后盛入蒸盘中，浇在虾上，再倒入余下的蒜末，摆好盘。
3. 备好电蒸锅，烧开水后放入蒸盘。
4. 盖上盖，蒸约 8 分钟，至食材熟透，取出蒸盘，趁热淋上生抽即可。

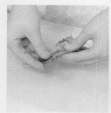 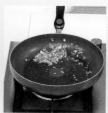 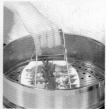 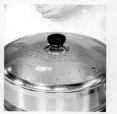

营养大冲刺

这道菜能帮助妈妈提高母乳的质量。妈妈可以补充维生素 A，宝宝可以补充蛋白质和维生素 A。

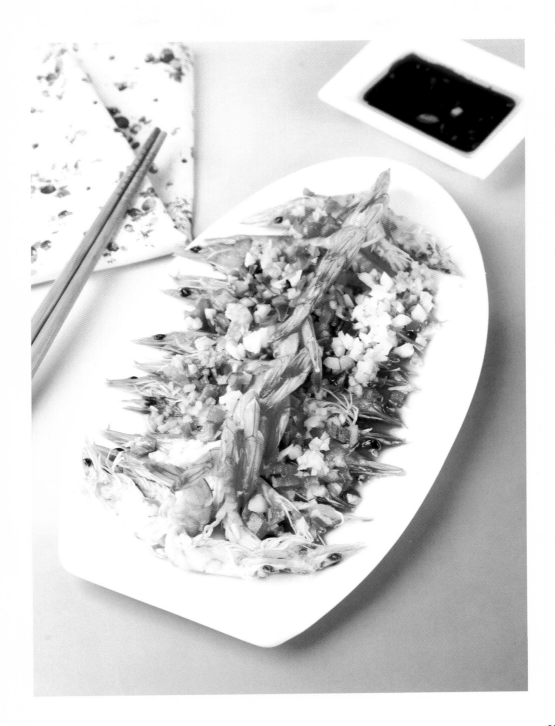

草菇丝瓜炒虾球 （产后催乳及提高母乳质量营养方案）

原料

丝瓜............ 130 克
草菇............ 100 克
虾仁.............. 90 克
胡萝卜片、姜片、
蒜末、葱段 .. 各少许

调料

盐、鸡粉、蚝油、
料酒、水淀粉、
食用油 .... 各适量

做法

1. 洗净的草菇切成小块；洗净去皮的丝瓜切成小段；洗净的虾仁由背部切开，去除虾线，加入盐、鸡粉、水淀粉、食用油，拌匀，腌渍约 10 分钟至入味。

2. 草菇焯水后捞出。

3. 用油起锅，放入胡萝卜片、姜片、蒜末、葱段，爆香。

4. 倒入虾仁炒熟，淋入料酒，倒入丝瓜、草菇，炒至熟软，加入水、蚝油、盐、鸡粉、水淀粉，炒熟，盛出炒好的菜肴即成。

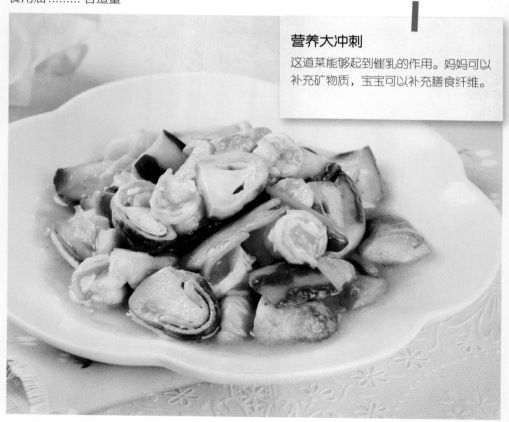

营养大冲刺

这道菜能够起到催乳的作用。妈妈可以补充矿物质，宝宝可以补充膳食纤维。

大枣枸杞蒸猪肝 （产后催乳及提高母乳质量营养方案）

原料

猪肝............ 200 克
大枣................ 6 颗
枸杞.............. 10 克
葱花................ 3 克
姜丝................ 5 克

调料

盐、鸡粉、生抽、料酒、
干淀粉、食用油
.... 各适量

做法

1. 将洗净的大枣切开，去除果核；洗好的猪肝切片。

2. 把猪肝倒入碗中，加入料酒、生抽、盐、鸡粉、姜丝、干淀粉、食用油，拌匀，腌渍约 10 分钟。

3. 取一蒸盘，放入腌渍好的猪肝，放上切好的大枣，撒上洗净的枸杞，摆好造型。

4. 备好电蒸锅，烧开水后放入蒸盘，蒸约 10 分钟，至食材熟透，取出蒸盘，趁热撒上葱花即可。

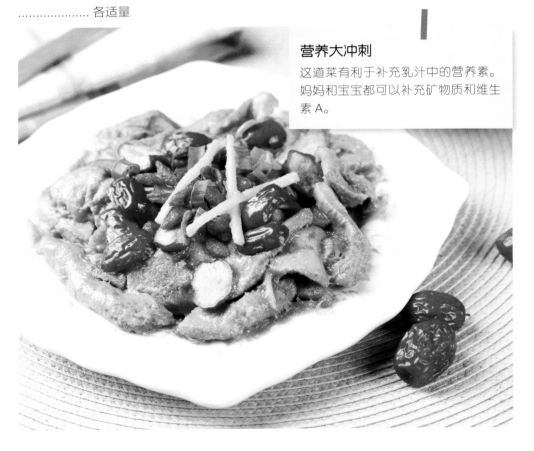

营养大冲刺

这道菜有利于补充乳汁中的营养素。妈妈和宝宝都可以补充矿物质和维生素 A。

香芋煮鲫鱼 （产后催乳及提高母乳质量营养方案）

原料

净鲫鱼	400 克
芋头	80 克
鸡蛋液	45 克
枸杞	12 克
姜丝、蒜末	各少许

调料

盐	2 克
白糖	少许
食用油	适量

做法

1. 将去皮洗净的芋头切细丝；处理干净的鲫鱼切上一字刀花。

2. 把鲫鱼装盘中，撒上 1 克盐，抹匀，再腌渍约 15 分钟。

3. 热锅注油，倒入芋头丝，炸出香味，捞出；用油起锅，放入腌渍好的鱼，炸至两面断生后捞出，沥干油。

4. 锅留底油烧热，撒上姜丝，爆香，放入水、鲫鱼，煮至熟，倒入芋头丝、蒜末、枸杞、鸡蛋液，拌匀，加入 1 克盐、白糖，煮至熟透，盛出煮好的菜肴即可。

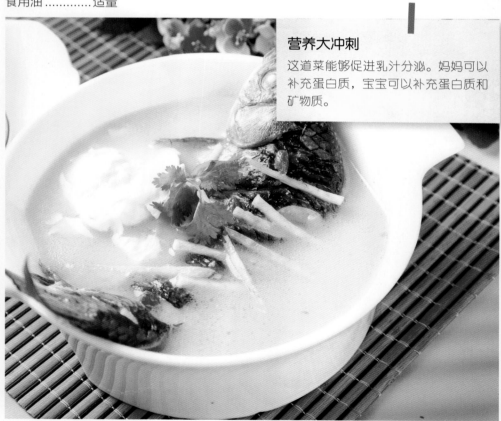

营养大冲刺

这道菜能够促进乳汁分泌。妈妈可以补充蛋白质，宝宝可以补充蛋白质和矿物质。

莲子鲫鱼汤 （产后催乳及提高母乳质量营养方案）

原料

鲫鱼................. 1 条
莲子.............. 30 克
姜 .... 3 片
葱白................. 3 克

调料

黄酒............. 5 毫升
盐 .... 5 克
食用油 .... 15 毫升

做法

1. 用油起锅，放入处理好的鲫鱼，晃动煎锅，使鱼头、鱼尾都沾上油，煎至金黄色，翻面，再煎至金黄色。

2. 倒入热水，没过鱼身，加入葱白、姜片、黄酒，盖上盖，煮沸。

3. 揭盖，倒入泡好的莲子，拌匀，煮 30 分钟至有效成分析出。

4. 倒入盐，拌匀调味，将煮好的汤盛入碗中即可。

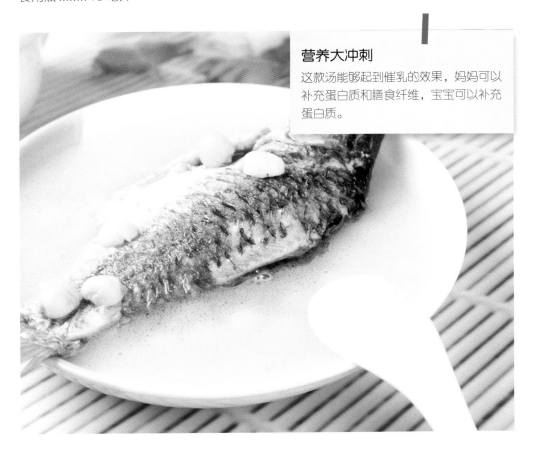

营养大冲刺

这款汤能够起到催乳的效果，妈妈可以补充蛋白质和膳食纤维，宝宝可以补充蛋白质。

产后体虚

○ 症状说明

由于分娩过程中的能量消耗、创伤和出血，导致其元气耗损，气血不足，称为产后体虚。症如：怕冷、怕风、出虚汗，腰膝酸软，小腹冷痛，心悸气短，四肢乏力，月经量少、色黑，白带多，经期水肿，面色晦暗、长斑，卵巢功能减退、产后性冷淡等症状。

○ 缓解方法

充分休息	少量多餐	补充水分
产后身体虚弱的新妈妈，要特别注意休息，避免劳累。	孕妇生产后，身体十分虚弱，食欲也不佳。因此，建议采取餐次增加、分量减少的方式，以减轻肠胃负担，同时也有利于营养的吸收。	产妇在分娩过程中，流失大量水分和血液，因此水分的补充十分重要。可多喝汤，给予产妇充分的营养与水分，不仅可以促进母体的康复，还能增加乳汁的分泌量。

宜吃食物

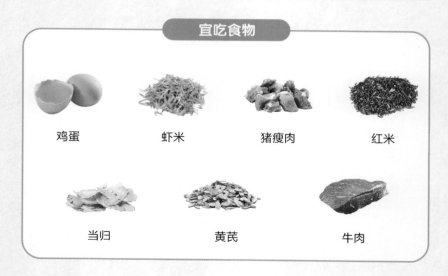

鸡蛋　　　　　虾米　　　　　猪瘦肉　　　　　红米

当归　　　　　黄芪　　　　　牛肉

西洋参黄芪养生汤 （产后体虚推荐食谱）

原料

西洋参、黄芪、茯苓、
枸杞、若羌大枣、
小香菇 .... 各适量
乌鸡............. 200 克

调料

盐 .... 2 克

做法

1. 将茯苓、黄芪装入隔渣袋，扎紧袋口备用。

2. 锅中注入清水大火烧开，倒入乌鸡块，搅匀汆去除血水，捞出，沥干水分。

3. 将所需泡发的食材均泡发好，装入碟子。

4. 砂锅中注入清水，倒入乌鸡块、大枣、隔渣袋、西洋参、小香菇，拌匀，煮 100 分钟，放入枸杞，拌匀，续煮 20 分钟，加入盐，搅匀调味，将煮好的汤盛出装入碗中即可。

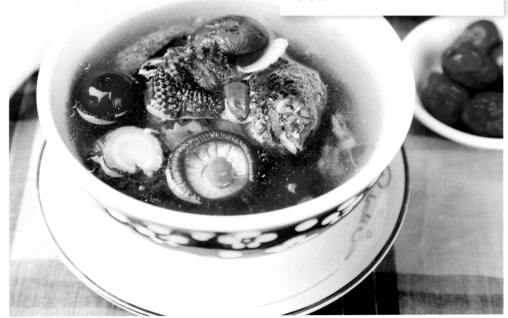

营养大冲刺

西洋参和黄芪都有补气的作用，配合乌鸡煮汤食用，能够益气补虚，增强妈妈的免疫力。

草菇炒牛肉 （产后体虚推荐食谱）

原料

草菇............300 克
牛肉............200 克
洋葱..............40 克
红彩椒..........30 克
姜片................少许

调料

盐、鸡粉、胡椒粉、蚝油、
生抽、料酒、水淀粉、
食用油 .... 各适量

做法

1. 洗净的洋葱切块；洗好的红彩椒去子，切块；洗净的草菇切十字花刀，第二刀切开；洗好的牛肉切片。

2. 牛肉装碗，加入食用油、盐、料酒、胡椒粉、水淀粉，拌匀，腌渍 10 分钟至入味。

3. 锅中倒入分别倒入草菇、牛肉，汆一会儿，捞出。

4. 另起锅注油，倒入姜片，爆香，放入洋葱、红彩椒、牛肉、草菇、生抽、蚝油，炒熟，加入清水、盐、鸡粉，倒入水淀粉勾芡，翻炒至收汁，盛出菜肴，装盘即可。

营养大冲刺

牛肉可以为妈妈补充蛋白质，又有很好的补气作用，能够起到缓解产后体虚的症状。

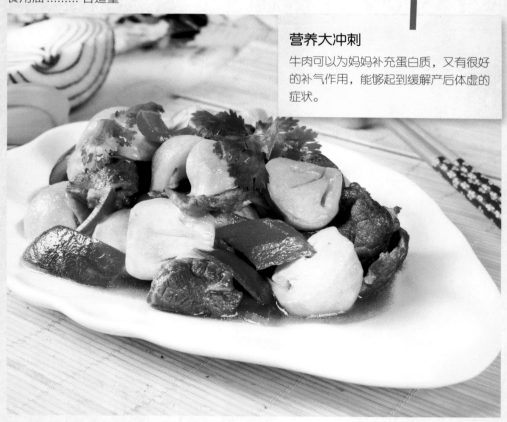

产后腹痛

○ 症状说明

　　产后腹痛，是女性下腹部的盆腔内器官出现异常时，容易引起产后腹痛，以小腹部疼痛最为常见。血虚型产后腹痛症状有：产后小腹隐痛或绵绵作痛；恶露量少，色淡，质稀；头晕眼花、心悸怔忡、大便干结、胃纳欠佳。血瘀型产后腹痛症状有：产后小腹刺痛或胀痛拒按，阵发性发作；恶露量多少不一，色黯有块，块下痛减；面色青白，胸胁胀痛，四肢不温；舌黯苔白，脉弦涩。

○ 缓解方法

热敷、就医	饮食调理	按摩下腹部
用热毛巾热敷痛处，或热敷脐下5厘米处的中极穴；就医，请医生给开一些止痛化瘀的药物以缓解疼痛。	小腹胀痛，可多食金橘饼、韭菜、生姜红糖汤、醪糟蛋、益母草煮醒糟、当归生姜羊肉汤、羊肉桂心汤，忌食生冷瓜果、饮料。	按摩下腹部，先从心下按摩至脐部，在脐周做圆形揉按数遍，再向下至耻骨联合（阴毛处之横骨）上方，再做圆形揉按数遍，然后将热手置于痛处片刻，重复上述动作。

宜吃食物

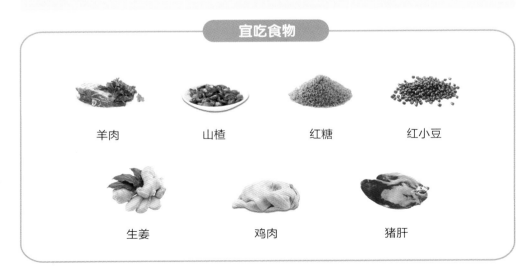

羊肉　　　　山楂　　　　红糖　　　　红小豆

生姜　　　　鸡肉　　　　猪肝

红糖小米粥 （产后腹痛推荐食谱）

原料

小米............400 克
大枣.............. 8 克
花生............. 10 克
瓜子仁.......... 15 克

调料

红糖.............. 15 克

做法

1. 砂锅中注入适量清水，大火烧开。

2. 倒入备好的小米、花生、瓜子仁，拌匀，煮 20 分钟。

3. 倒入大枣，搅匀，续煮 5 分钟。

4. 加入红糖，持续搅拌片刻，将煮好的粥盛出装入碗中即可。

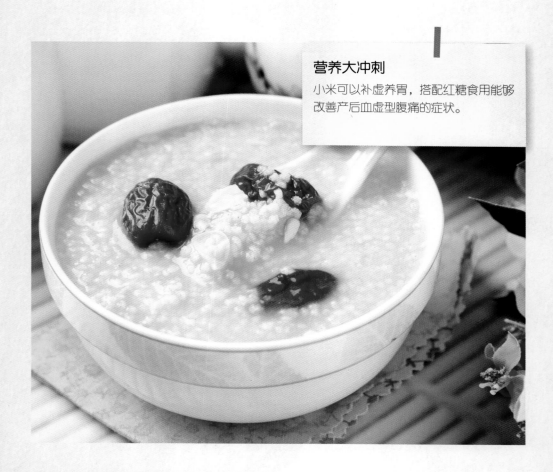

营养大冲刺

小米可以补虚养胃，搭配红糖食用能够改善产后血虚型腹痛的症状。

葱爆羊肉片 （产后腹痛推荐食谱）

原料

羊肉............600 克
大葱............50 克
红椒............15 克

调料

鸡粉..............2 克
盐..................2 克
料酒............5 毫升
食用油............适量

做法

1. 处理好的大葱切成段；洗净的红椒去子，切成块；处理好的羊肉切成薄片。

2. 热锅注油烧热，倒入羊肉，炒至转色。

3. 倒入大葱、红椒，快速翻炒匀。

4. 淋入料酒，翻炒提鲜，加入鸡粉、盐，翻炒调味，将炒好的羊肉盛出装入盘中即可。

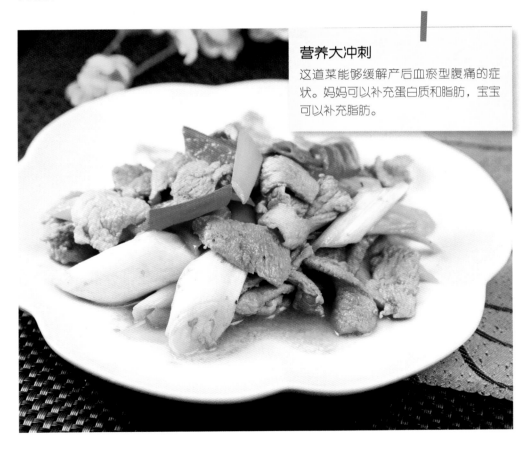

营养大冲刺

这道菜能够缓解产后血瘀型腹痛的症状。妈妈可以补充蛋白质和脂肪，宝宝可以补充脂肪。

产后缺乳

○ 症状说明

产妇在哺乳时乳汁很少或完全没有，不足够甚至不能喂养婴儿者，称为产后缺乳。有的开始哺乳时缺乏，以后稍多，但是仍然不充足；有的完全没有乳汁，完全不能喂乳；有的正常哺乳，突然高热或七情过极后，乳汁骤少，不足于喂养婴儿。

○ 缓解方法

母婴同室，及早开乳	养成良好的哺乳习惯	充分的睡眠及足够的营养
早期母乳有无及泌乳量多少，在很大程度上与哺乳开始的时间及泌乳反射建立的迟早有关。	按需哺乳，勤哺乳，一侧乳房吸空后再吸另一侧。如果乳儿未吸空，应将多余乳汁挤出。如发现乳汁比较少，要及早治疗。	新妈妈要保持充足的睡眠，人精神了更有助于乳汁的分泌；另外，营养要跟上，多食催乳食品，如花生米、黄花菜、木耳、香菇等。

宜吃食物

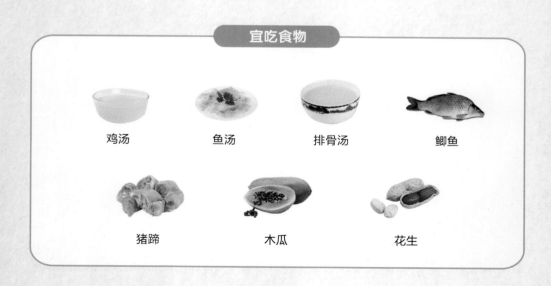

鸡汤　　　　　鱼汤　　　　　排骨汤　　　　　鲫鱼

猪蹄　　　　　木瓜　　　　　花生

红腰豆鲫鱼汤 （产后缺乳推荐食谱）

原料

鲫鱼..............300 克
熟红腰豆......150 克
姜片...............少许

调料

盐 ....2 克
料酒................适量
食用油............适量

做法

1. 用油起锅，放入处理好的鲫鱼。
2. 注入清水，倒入姜片、红腰豆，淋入料酒。
3. 加盖，大火煮 17 分钟至食材熟透。
4. 揭盖，加入盐，稍煮片刻至入味，将煮好的鲫鱼汤盛入碗中即可。

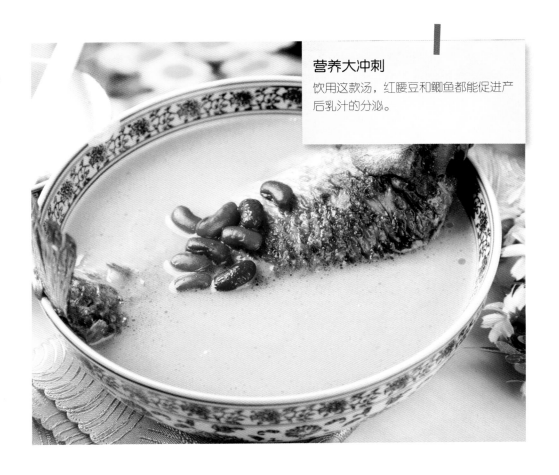

营养大冲刺
饮用这款汤，红腰豆和鲫鱼都能促进产后乳汁的分泌。

五指毛桃健体补气汤 （产后缺乳推荐食谱）

原料

五指毛桃、黄芪、
怀山药、桂圆肉、
蜜枣............ 各适量
土鸡............200 克

调料

盐 .... 2 克

做法

1. 将五指毛桃、黄芪装入隔渣袋，扎紧袋口，放入装有清水的碗中，浸泡 10 分钟。

2. 将怀山药倒入装有清水的碗中，泡发 10 分钟。

3. 锅中注水烧开，倒入土鸡块，搅匀汆去血水，捞出。

4. 砂锅注入清水，倒入土鸡块、隔渣袋、怀山药，拌匀，煮至 100 分钟，加入桂圆肉、蜜枣，拌匀，续煮 20 分钟，加入盐，搅匀调味，将煮好的汤盛出装入碗中即可。

营养大冲刺

这款汤能缓解产后缺乳的症状。妈妈可补充蛋白质和糖类，宝宝可补充蛋白质和糖类。

产后乳腺炎

○ 症状说明

产后乳腺炎是产褥期常见疾病，多为急性乳腺炎，常发生于产后 3~4 周的哺乳期女性。急性乳腺炎的早期症状有：乳房胀满、疼痛，哺乳时更甚，乳汁分泌不畅，食欲欠佳，胸闷烦躁等；化脓期症状有：局部乳房变硬，肿块逐渐增大，高热、寒战、全身无力、大便干燥、脉搏加快，常可在 4~5 日形成脓肿；溃后期症状有：脓肿穿破皮肤，形成溃烂或形成乳漏；较深部的脓肿可形成乳房后位脓肿，严重者可发生脓毒败血症。

○ 缓解方法

注意饮食	不戴有钢托的胸罩	催奶不宜过急
乳腺炎的成脓期少喝有"发奶"作用的汤水，以免加重病情；宜多吃具有清热作用的蔬菜、水果，忌食辛辣、刺激、荤腥油腻之品，保持情绪舒畅。	产后新妈妈不宜戴有钢托的胸罩，以防挤压乳腺管造成局部乳汁淤积引起急性乳腺炎。	产后催奶不宜过急，一般要在产后一周以后，根据奶水分泌的多少适量饮用；还要保持乳头的清洁卫生，养成良好的习惯。

宜吃食物

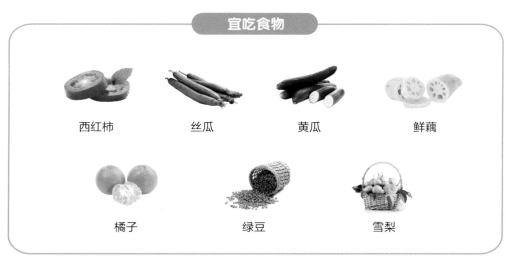

西红柿	丝瓜	黄瓜	鲜藕
橘子	绿豆	雪梨	

西红柿豆芽汤 （产后乳腺炎推荐食谱）

原料

西红柿 .... 50 克
绿豆芽 .... 15 克

调料

盐 .... 2 克

做法

1. 洗净的西红柿切成瓣，待用。
2. 砂锅中注入适量清水，用大火烧热。
3. 倒入西红柿、绿豆芽，加入盐。
4. 搅拌匀，略煮一会儿至食材入味，将煮好的汤料盛入碗中即可。

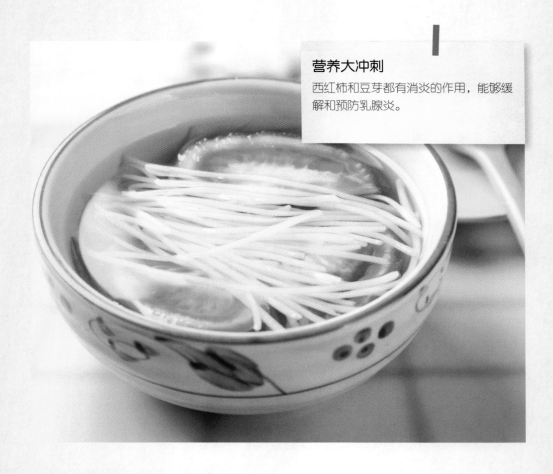

营养大冲刺

西红柿和豆芽都有消炎的作用，能够缓解和预防乳腺炎。

开心果西红柿炒黄瓜 （产后乳腺炎推荐食谱）

原料

开心果仁........ 55 克
黄瓜.............. 90 克
西红柿 .... 70 克

调料

盐 .... 2 克
橄榄油 .... 适量

做法

1. 将洗净的黄瓜去除瓜瓤，斜刀切段；洗好的西红柿切小瓣。
2. 煎锅置火上，淋入橄榄油烧热，倒入黄瓜段、西红柿瓣，翻炒一会儿，至其变软。
3. 加入盐，炒匀调味，再撒上备好的开心果仁。
4. 用中火翻炒一会儿，至食材入味，盛出炒好的菜肴，装在盘中即可。

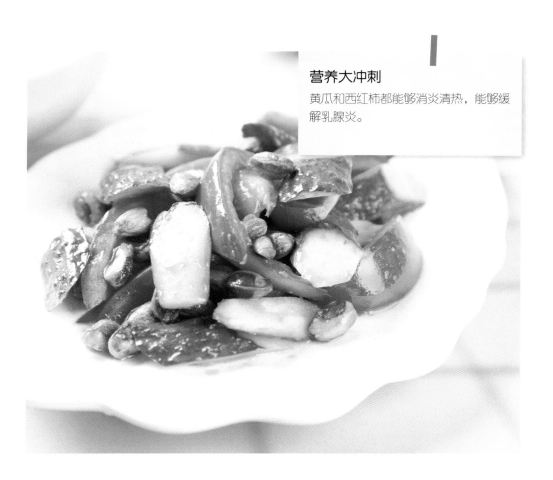

营养大冲刺

黄瓜和西红柿都能够消炎清热，能够缓解乳腺炎。

产后便秘

○ 症状说明

产妇产后饮食如常，但大便数日排不出或排便时干燥疼痛、难以解出者，称为产后便秘，或称产后大便难，是最常见的产后病之一。如果产后出现便秘，则需要在生活和饮食上加以调理，以帮助患者顺利排便。

○ 缓解方法

找准原因，对症下"药"	使用开塞露	加强产后锻炼
若是胃肠动力不足的原因，可通过增加膳食纤维的摄入，如粗粮、茎类蔬菜等；若是摄入不足的原因，也就是形成大便的原料不足，要增加主食的摄入。	如果大便已秘结，无法排出体外时，产妇可使用开塞露，待大便软化后就可以排出。	加强产后锻炼，加快新陈代谢，缓解便秘，养成定时排便的好习惯。

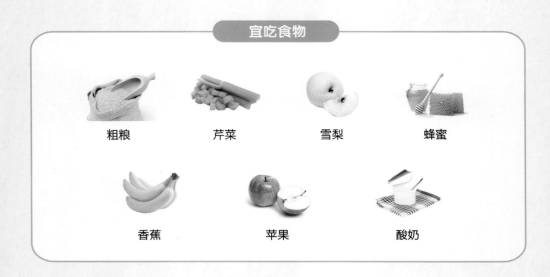

宜吃食物

粗粮

芹菜

雪梨

蜂蜜

香蕉

苹果

酸奶

红薯糙米饭 （产后便秘推荐食谱）

原料

水发糙米......220 克
红薯............150 克

做法

1. 将去皮洗净的红薯切丁。
2. 锅中注入清水烧热，倒入洗净的糙米，拌匀，煮约 40 分钟，至米粒变软。
3. 倒入红薯丁，拌匀，煮约 15 分钟，至食材熟透。
4. 盛出煮好的糙米饭，装在碗中，稍微冷却后食用即可。

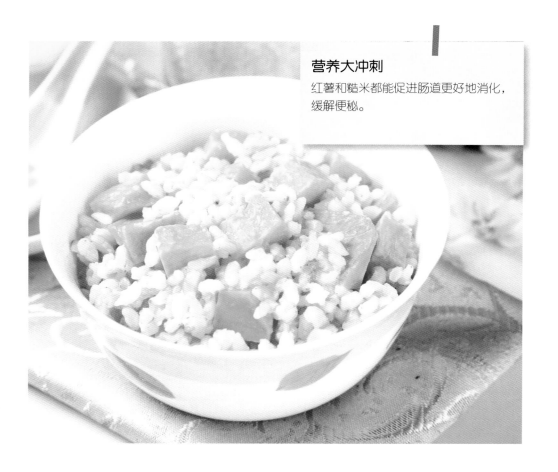

营养大冲刺
红薯和糙米都能促进肠道更好地消化，缓解便秘。

香蕉粥 （产后便秘推荐食谱）

原料

去皮香蕉......250 克
水发大米......400 克

做法

1. 洗净的香蕉切丁。

2. 砂锅中注入适量清水烧开，倒入大米，拌匀，煮 20 分钟至熟。

3. 放入香蕉，续煮 2 分钟至食材熟软。

4. 搅拌均匀，将煮好的粥盛出，装入碗中即可。

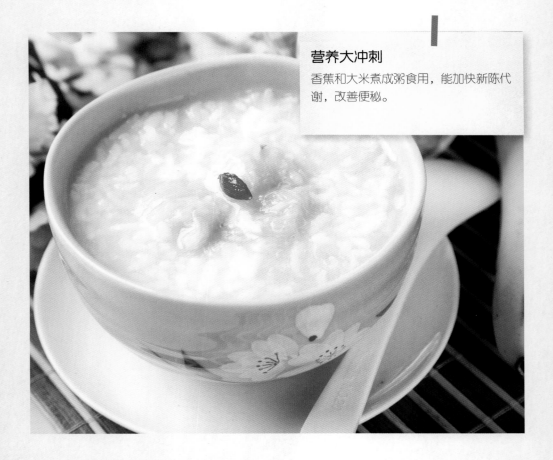

营养大冲刺

香蕉和大米煮成粥食用，能加快新陈代谢，改善便秘。

蒸芹菜叶 （产后便秘推荐食谱）

原料

芹菜叶 .... 45 克
面粉 .... 10 克
姜末、蒜末 .. 各少许

调料

鸡粉 .... 少许
白糖 .... 2 克
生抽 .... 4 毫升
陈醋 .... 8 毫升
芝麻油 .... 适量

做法

1. 取碗，加入蒜末、姜末、生抽、鸡粉、芝麻油、陈醋、白糖，拌至糖分溶化；另取一个味碟，倒入调好的材料，即成味汁。

2. 将洗净的芹菜叶装入蒸盘中，撒上面粉，拌匀。

3. 蒸锅上火烧开，放入蒸盘。

4. 盖上锅盖，用中火蒸约 5 分钟，至菜叶变软，取出，待芹菜稍冷后切成小段；再取一个盘子，放入芹菜叶，食用时佐以味汁即可。

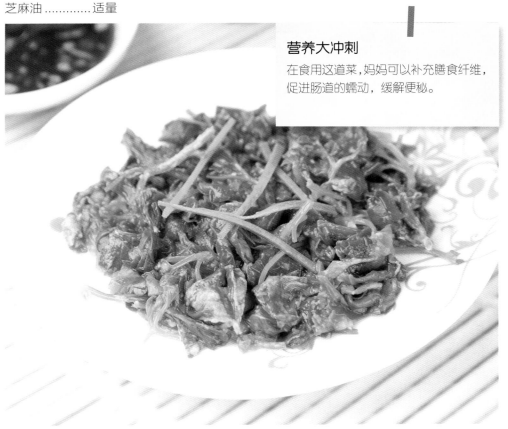

营养大冲刺

在食用这道菜，妈妈可以补充膳食纤维，促进肠道的蠕动，缓解便秘。

产后恶露不绝

○ **症状说明**

产后恶露不绝、恶露不净就是产后 3 周以上，仍有阴道出血。正常情况下，产后 3 周左右恶露即净，若超过 3 周恶露仍不净，则为病理现象。量或多或少，色或淡红或深红或紫暗，或有血块，或有臭味或无臭味；产妇常伴有腰酸痛、下腹坠胀疼痛，有时有发热、头痛、关节酸痛等症状，妇科检查可发现子宫复旧不良。

○ **缓解方法**

注意阴道卫生	保持心情愉快	适当运动
分娩后卧床休息，注意阴道卫生，每天用温开水清洗外阴部；选用柔软消毒卫生纸，经常换月经垫和内裤，减少邪毒侵入机会。	需要静养，保持心情舒畅，避免情绪激动；保持室内空气流通，祛除秽浊之气，但要注意保暖，避免受寒。	恶露减少、身体趋向恢复时，可适当起床活动，有助于气血运行和胞宫余浊的排出；注意，产后未满50 天绝对禁止房事。

宜吃食物

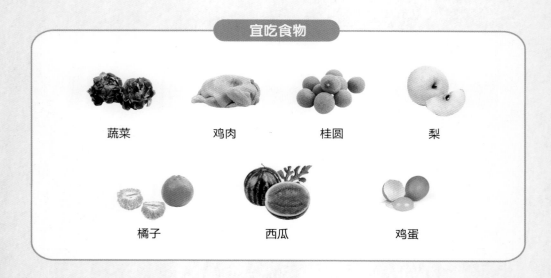

蔬菜　　　　　鸡肉　　　　　桂圆　　　　　梨

橘子　　　　　　西瓜　　　　　鸡蛋

蔬菜什锦沙拉 （产后恶露不绝推荐食谱）

原料

水发粉丝...... 230 克
菠菜............ 100 克
黄瓜............ 200 克
火腿肠 .... 1 根
鸡蛋................ 1 个

调料

葡萄籽油、盐、鸡粉、
生抽、芝麻油..........
.... 各适量

做法

1. 火腿肠切条；黄瓜切条；菠菜去根部，切段。

2. 锅中注清水烧开，放入盐、葡萄籽油、菠菜、粉丝，
   煮至熟软，捞出；鸡蛋打入碗中，搅成蛋液。

3. 锅置火上，放入葡萄籽油、蛋液，摊均匀，煎成蛋皮，
   盛出，将蛋皮叠好，切成丝。

4. 取一盘子，放入蛋皮丝、黄瓜条、火腿肠条、菠菜、
   粉丝；另取一碗，放入生抽、盐、鸡粉、芝麻油、
   葡萄籽油，制成味汁，将味汁浇在盘中食材上即可。

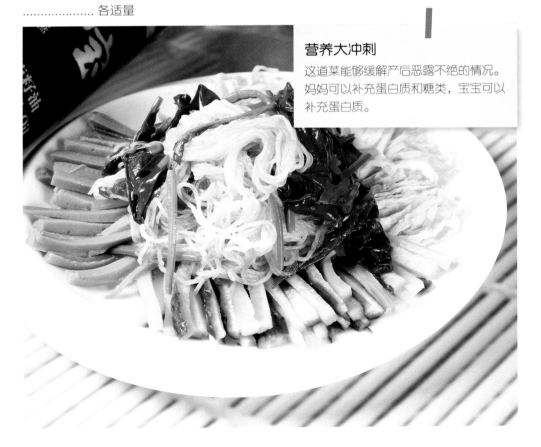

营养大冲刺
这道菜能够缓解产后恶露不绝的情况。
妈妈可以补充蛋白质和糖类，宝宝可以
补充蛋白质。

莴笋炒瘦肉 （产后恶露不绝推荐食谱）

原料

莴笋............200 克
瘦肉............120 克
葱段、蒜末 .. 各少许

调料

盐、鸡粉、白胡椒粉、料酒、
生抽、水淀粉、芝麻油、
食用油 .... 各适量

做法

1. 将去皮洗净的莴笋切细丝；洗好的瘦肉切丝。

2. 把肉丝装碗中，加入盐、料酒、生抽、白胡椒粉、
   水淀粉、食用油，拌匀，腌渍一会儿。

3. 用油起锅，倒入肉丝，炒至转色，放入葱段、蒜末、
   莴笋丝，炒匀炒透。

4. 加入盐、鸡粉、清水，炒匀，用水淀粉勾芡，至食
   材熟透，淋入芝麻油，炒香，盛入盘中，摆好盘即可。

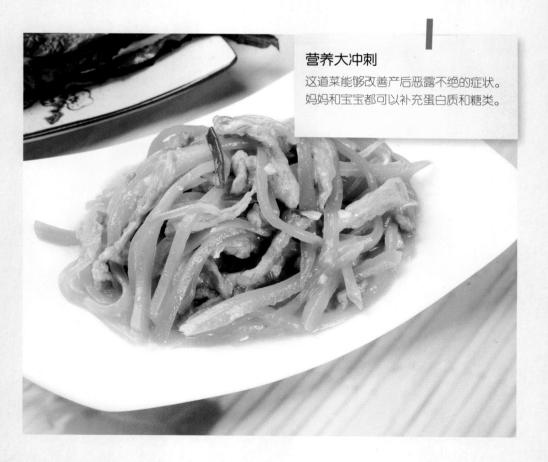

营养大冲刺

这道菜能够改善产后恶露不绝的症状。
妈妈和宝宝都可以补充蛋白质和糖类。

黄芪鸡汤 （产后恶露不绝推荐食谱）

原料

鸡肉块 .... 550 克
陈皮、黄芪、桂皮各适量
姜片、葱段 .. 各少许

调料

盐 .... 2 克
鸡粉 .... 适量
料酒 .... 7 毫升

做法

1. 锅中注入清水烧开，放入鸡肉块，拌匀，余一会儿，淋上 3 毫升料酒，去除血水，捞出，沥干水分。

2. 砂锅中注入清水烧热，放入黄芪，撒上姜片、葱段、桂皮、陈皮、鸡肉块、4 毫升料酒，拌匀。

3. 盖上盖，大火烧开后改小火煮约 55 分钟，至食材熟透。

4. 揭开盖，加入盐、鸡粉，拌匀调味，略煮，至汤汁入味，盛出煮好的鸡汤，装在碗中即可。

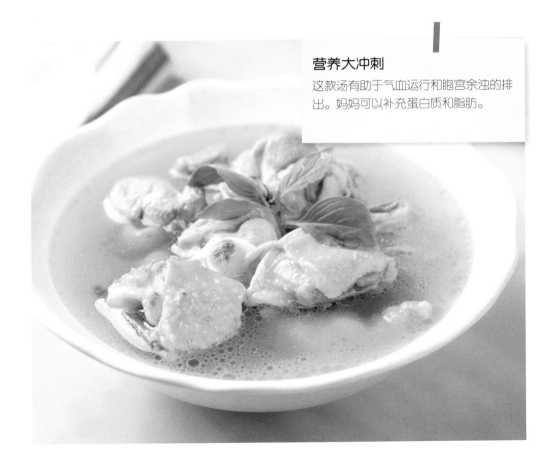

营养大冲刺
这款汤有助于气血运行和胞宫余浊的排出。妈妈可以补充蛋白质和脂肪。

产后贫血

○ 症状说明

新妈妈分娩过程失血过多，很容易造成新妈妈贫血，贫血严重会影响到新妈妈的身体恢复和宝宝的营养健康。产后贫血会使人全身乏力、食欲不振、抵抗力下降，严重时还可以引起胸闷、心慌等症状，并可能产生许多并发症。

○ 缓解方法

多吃补血食物	注意休息	药物补充
对于贫血的新妈妈，如果是轻度贫血的话，建议每周摄入两到三次的富含铁又容易吸收的食物，如肝脏、动物血制品等。	在日常生活中，新妈妈应多休息，不宜太操劳，当感觉有眩晕现象时应立即躺下来休息，以免跌倒。	为了促进铁的吸收，可适当服用铁剂。但注意在服用铁剂的 1 小时内，新妈妈不可饮茶、咖啡，以免妨碍铁的吸收。

宜吃食物

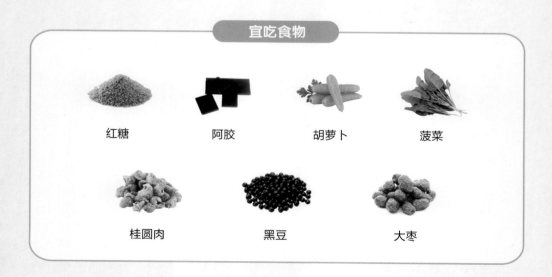

红糖	阿胶	胡萝卜	菠菜

桂圆肉	黑豆	大枣

桂圆阿胶大枣粥 （产后贫血推荐食谱）

原料

水发大米...... 180 克
桂圆肉 .... 30 克
大枣.............. 35 克
阿胶.............. 15 克

调料

白糖.............. 30 克
白酒................少许

做法

1. 砂锅中注入清水烧开，倒入大米、大枣、桂圆，拌匀。
2. 盖上盖，用小火煮 30 分钟至其熟软。
3. 加入阿胶，倒入白酒，拌匀，续煮 10 分钟。
4. 加入白糖，拌匀，煮至溶化，盛出煮好的粥，装入碗中即可。

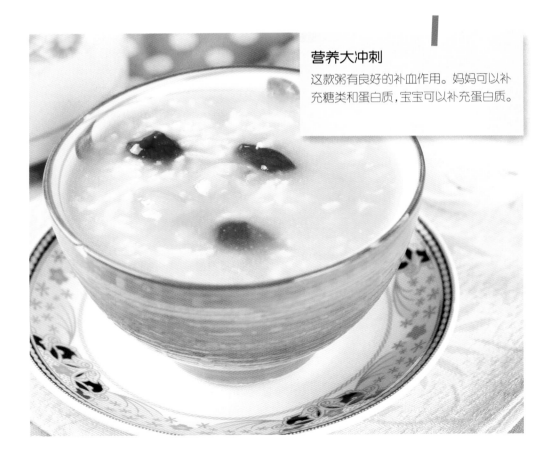

营养大冲刺

这款粥有良好的补血作用。妈妈可以补充糖类和蛋白质,宝宝可以补充蛋白质。

黑豆紫米露 （产后贫血推荐食谱）

原料

泡发黑豆........ 40 克
水发紫米........ 50 克
薏米............ 40 克
核桃仁.......... 10 克
白芝麻.......... 10 克
糯米............ 40 克

调料

白糖............ 15 克

做法

1. 将备好的薏米、糯米、黑豆、紫米、芝麻、核桃仁倒入豆浆机中，放入白糖。
2. 注入适量清水，至水位线。
3. 盖上豆浆机机头，选择"快速豆浆"程序，再选择"开始"键，开始打浆。
4. 待豆浆机运转约 15 分钟，即成豆浆，将豆浆机断电，取下机头，把煮好的黑豆紫米露倒入杯中即可。

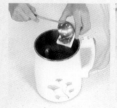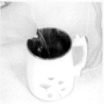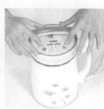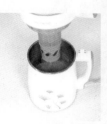

营养大冲刺

这款紫米露有益气补血的作用。妈妈可以补充糖类和蛋白质，宝宝可以补充蛋白质和 B 族维生素。

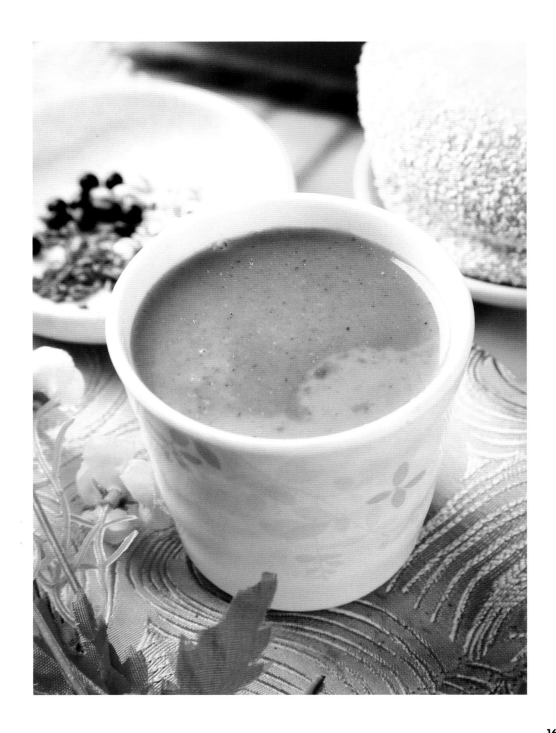

产后手脚麻木

○ 症状说明

分娩后有些产妇经常有指关节和手脚如同触电一般麻木的感觉，这是产后手脚麻木。产后手脚麻木是由妊娠期间细胞外液和细胞内液增加而导致的手脚水肿、血液循环不畅而引起的症状。

○ 缓解方法

注意哺乳姿势	艾蒿清洗法	摩擦法
哺乳时应经常调整姿势，夜晚喂奶时最好躺着喂；如果麻木程度较重，可用冰袋按摩。	将干艾蒿洗净用纱布包好，放进热洗澡水中浸泡一段时间捞出，然后用泡过干艾蒿的热洗澡水进行沐浴，有促进血液循环、理气血的作用。	将两手交叉握住，用手指互相摩擦活动关节，每次5~10秒钟，可缓解手脚发麻的症状。

宜吃食物

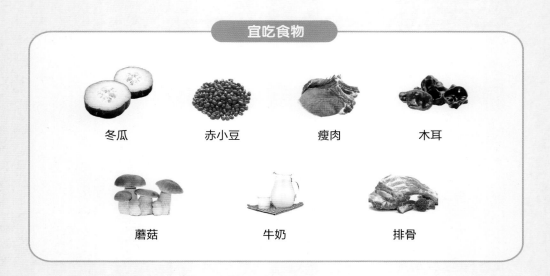

冬瓜　　　　赤小豆　　　　瘦肉　　　　木耳

蘑菇　　　　牛奶　　　　排骨

牛奶粥 （产后手脚麻木推荐食谱）

原料

牛奶..........400 毫升
水发大米...... 250 克

做法

1. 砂锅中注入适量的清水大火烧热。

2. 倒入牛奶、大米，搅拌均匀。

3. 盖上锅盖，大火烧开后转小火煮 30 分钟至熟软。

4. 掀开锅盖，持续搅拌片刻，将粥盛出装入碗中即可。

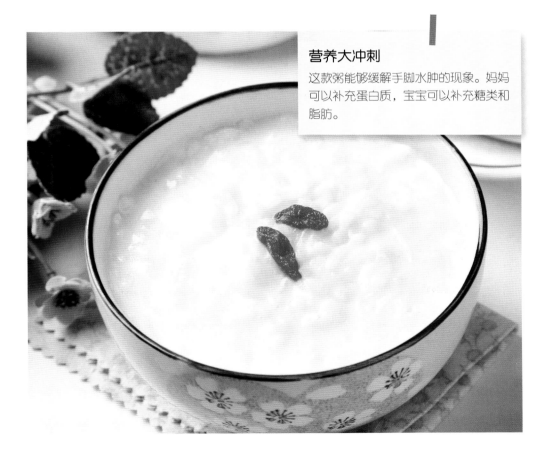

营养大冲刺

这款粥能够缓解手脚水肿的现象。妈妈可以补充蛋白质，宝宝可以补充糖类和脂肪。

芦笋煨冬瓜 （产后手脚麻木推荐食谱）

原料

冬瓜............230 克
芦笋............130 克
蒜末、葱花......少许

调料

盐...................1 克
鸡粉................1 克
水淀粉、芝麻油、
食用油.........各适量

做法

1. 洗净的芦笋用斜刀切段；洗好去皮的冬瓜去瓤，切成小块。

2. 锅中注入清水烧开，倒入冬瓜块、食用油，拌匀，煮约半分钟，倒入芦笋段，拌匀，煮约半分钟，至食材断生，捞出，沥干水分。

3. 用油起锅，放入蒜末，爆香，倒入焯过水的材料，炒匀。

4. 加入盐、鸡粉、清水，炒匀，煮至熟软，放入水淀粉、芝麻油，炒至入味，撒上葱花，盛出锅中的食材即可。

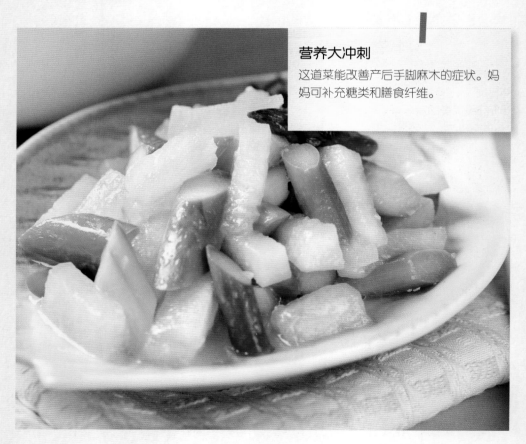

营养大冲刺

这道菜能改善产后手脚麻木的症状。妈妈可补充糖类和膳食纤维。

产后抑郁

○ 症状说明

产后抑郁症是指女性生产之后，由于性激素、社会角色及心理变化所带来的身体、情绪、心理等一系列变化。典型的产后抑郁症是产后6周内发生，可持续整个产褥期，有的甚至持续至幼儿上学前。产后抑郁的主要症状有：变得悲观甚至绝望，什么事情都不觉得愉快，容易激动、恐惧，记忆力下降，失眠。

○ 缓解方法

充分休息	宣泄情绪	注意饮食
保持充足的睡眠，保证让大脑有充足的休息；适当放松，如深呼吸、散步、打坐、冥想平静的画面、听舒缓优美的音乐等。	如果感到情绪低落，可以找好友或亲人交流，尽诉心曲，大哭一场也无妨，尽情宣泄郁闷情绪。	饮食上要摄入全面的营养，可以多吃核桃、花生等健脑益智的食物；多吃一些可舒缓情绪的水果蔬菜，如柠檬的香气可使人更加放松。

宜吃食物

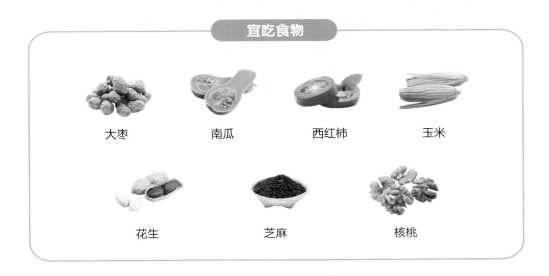

大枣　　　　南瓜　　　　西红柿　　　　玉米

花生　　　　芝麻　　　　核桃

苦瓜玉米粒 （产后抑郁推荐食谱）

原料

玉米粒 .... 150 克
苦瓜 .... 80 克
彩椒 .... 35 克
青椒 .... 10 克
姜末 .... 少许
泰式甜辣酱 ...... 适量

调料

盐 .... 少许
食用油 .... 适量

做法

1. 将洗净的苦瓜去除瓜瓤，再斜刀切菱形块；洗好的青椒切丁；洗净的彩椒切丁。
2. 锅中注入清水烧开，倒入玉米粒，搅匀，焯一会儿，放入苦瓜块、彩椒丁、青椒丁，煮至食材断生后捞出。
3. 用油起锅，撒上姜末，爆香，倒入焯过水的食材，炒匀炒透。
4. 加入盐、甜辣酱，炒至食材熟软，盛出炒好的菜肴，装在盘中即可。

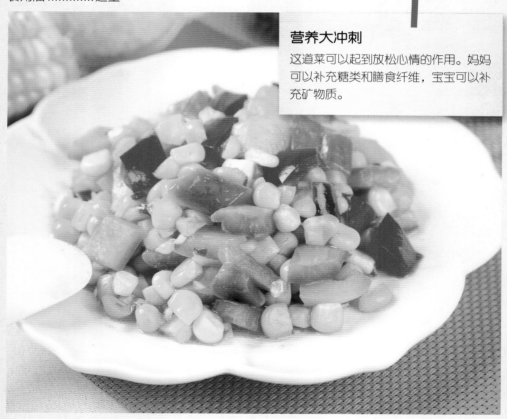

营养大冲刺

这道菜可以起到放松心情的作用。妈妈可以补充糖类和膳食纤维，宝宝可以补充矿物质。

玫瑰山药 （产后抑郁推荐食谱）

原料

去皮山药...... 150 克
奶粉............... 20 克
玫瑰花............. 5 克

调料

白糖............... 20 克

做法

1. 取出已烧开上汽的电蒸锅，放入山药。

2. 加盖，调好时间旋钮，蒸 20 分钟至熟。

3. 揭盖，取出，蒸好的山药装进保鲜袋，加入白糖、奶粉，将山药压成泥状，装盘。

4. 取出模具，逐一填满山药泥，用勺子稍稍按压紧实，待山药泥稍定型后取出，反扣放入盘中，撒上掰碎的玫瑰花瓣即可。

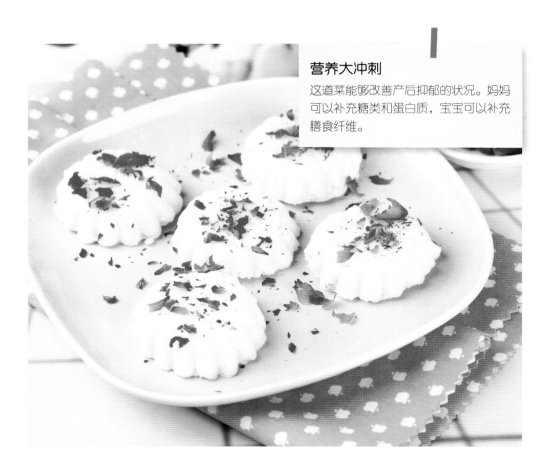

营养大冲刺

这道菜能够改善产后抑郁的状况。妈妈可以补充糖类和蛋白质，宝宝可以补充膳食纤维。

产后肥胖

○ 症状说明

由于女性怀孕期间体内激素的增加，和产后身体情况所产生的落差，而导致激素分泌的紊乱，新陈代谢减慢，而导致体重增加，产后身体发胖。产后肥胖分为体质性肥胖和获得性肥胖。体质性肥胖表现为脂肪细胞大而多，遍布全身，脸上有婴儿肥现象。获得性肥胖为脂肪细胞大，但数量不增多，多为虚胖型体质，肉松垮，不紧实。

○ 缓解方法

避免营养过剩	适当运动	适当吃水果
产后的饮食避免营养过剩，要限制脂肪和糖的摄入；忌食甜食、油炸食品、动物油、肥肉、动物内脏等高脂类食物。	新妈妈在产后一个月就可以做一些简单的伸腿运动，产后两个月可以适当散步锻炼，也可以做一些产后健身操；两个月以后可以适当做一些有氧运动。	水果中含糖量高，有些水果的糖含量可达到20%。因此，吃水果的数量和时间也要注意限制。

宜吃食物

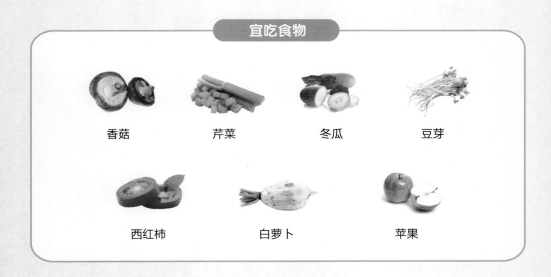

香菇	芹菜	冬瓜	豆芽

西红柿	白萝卜	苹果

蒜汁蒸白菜 （产后肥胖推荐食谱）

原料

白菜............. 180 克
蒜末.............. 15 克

调料

盐 .... 3 克
鸡粉 .... 2 克
食用油 ....适量

做法

1. 摆好一个容器，倒入处理好的白菜。

2. 加入盐，搅拌匀，腌渍片刻，将多余的水倒出。

3. 加入蒜末、鸡粉、食用油搅拌均匀，倒入蒸盘内，待用。

4. 备好电蒸锅烧开，放入备好的白菜，盖上锅盖，将时间旋钮调至 3 分钟；蒸熟后掀开锅盖，将白菜取出即可。

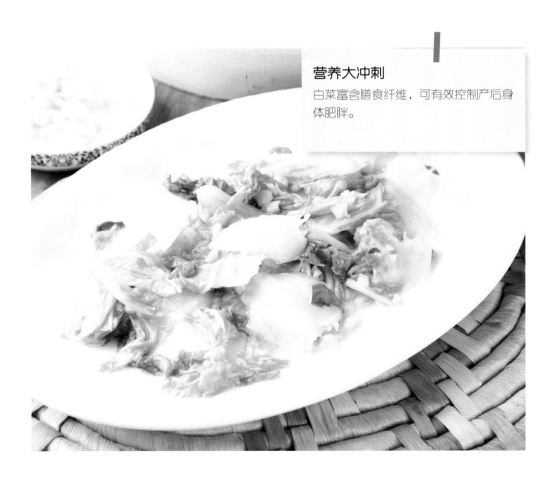

营养大冲刺

白菜富含膳食纤维，可有效控制产后身体肥胖。

橘子香蕉水果沙拉 （产后肥胖推荐食谱）

原料

去皮香蕉......200 克
去皮火龙果 ..200 克
橘子瓣 ....80 克
石榴籽 ....40 克
柠檬..............15 克
去皮梨子......100 克
去皮苹果........80 克

调料

沙拉酱 ....10 克

做法

1. 洗净的香蕉切成丁；洗好的火龙果切块；洗净的苹果切块；洗好的梨子去内核，切块。
2. 取一碗，放入梨子、苹果、香蕉、火龙果、石榴子。
3. 取挤入柠檬汁，用筷子搅拌均匀。
4. 取一盘，摆放上橘子瓣，倒入拌好的水果，挤上沙拉酱即可食用。

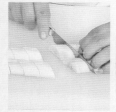 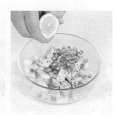 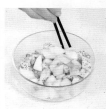

营养大冲刺

妈妈可以从此菜中补充膳食纤维，加速身体的新陈代谢，起到减肥的效果。

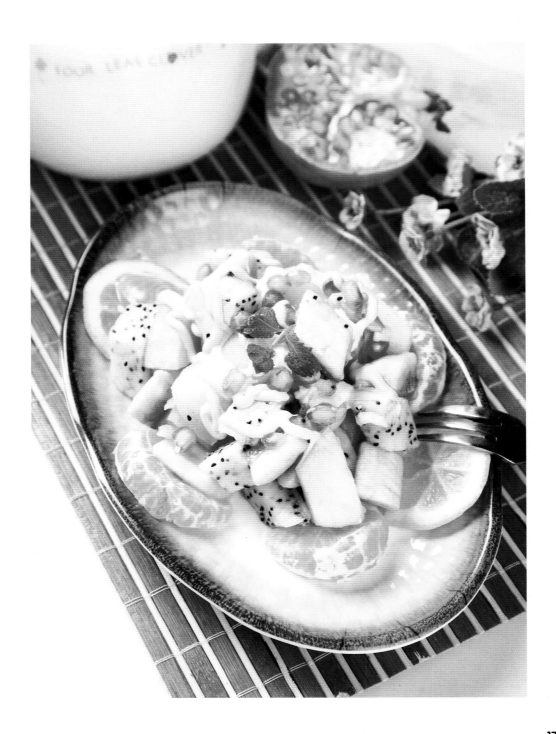

双笋沙拉 （产后肥胖推荐食谱）

原料

竹笋................80 克
生菜................30 克
莴笋................70 克
柠檬................20 克

调料

盐、白糖、白醋、蜂蜜、
橄榄油 .... 各适量

做法

1. 处理好的竹笋切成粗条；处理好的莴笋切成条；择洗好的生菜切成块。

2. 锅中注入清水烧开，倒入竹笋，汆 20 分钟去除苦味，捞出，沥干水分放凉。

3. 锅中注入清水烧开，倒入莴笋，焯片刻后，将莴笋捞出放入凉水中放凉，捞出。

4. 往碗中加入竹笋、莴笋、生菜、柠檬汁，加入盐、白糖、白醋、蜂蜜、橄榄油，拌匀，将拌好的菜肴装入盘中即可食用。

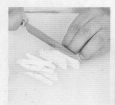 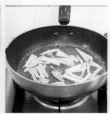 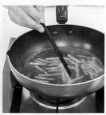 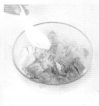

营养大冲刺

竹笋、生菜、莴笋都富含膳食纤维，可有效控制产后身体肥胖。

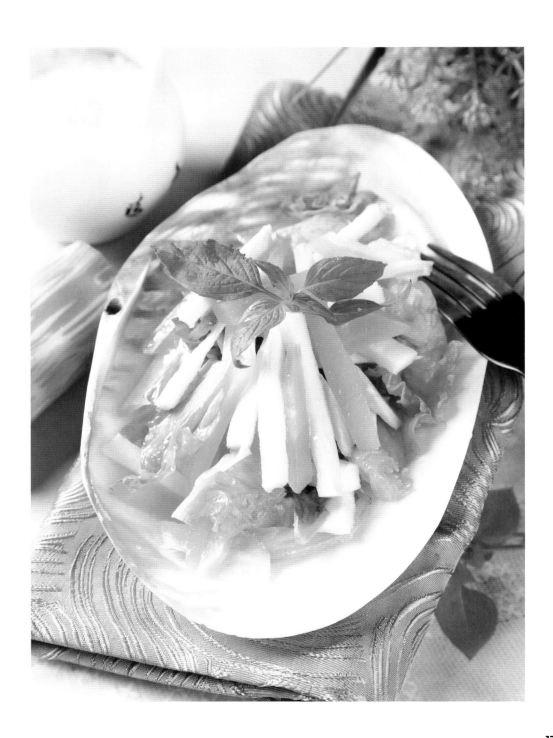

产后脱发

○ **症状说明**

女性怀孕时体内雌激素增多，有利于头发生长，这些头发寿命长，在"超期服役"。产后体内雌激素含量减少，恢复到怀孕前的正常平衡状态，导致"超期服役"的头发掉落，形成大量脱发。产后脱发大多是一种正常的生理现象，在产后 6~9 个月会自行恢复，不需要特殊治疗。如果脱发过于严重，可在医生的指导下，服用维生素 B_1、谷维素等。

○ **缓解方法**

放松心情	做好头发护理	饮食要均衡
有产后脱发不要着急、焦虑，要知道这是一种正常现象，会慢慢停止，而且头发也很容易再长出。	选用性质温和，适合自己的洗发用品，定期清洗头发；每天梳头发、按摩头皮，促进血液循环也可以让头发得到改善。	饮食要均衡，可以选用补血的食材和药材，如黑芝麻、黑豆、海产品、大枣等，以促进头发的恢复和生长。

宜吃食物

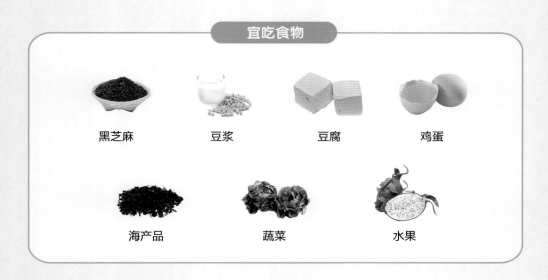

黑芝麻　　豆浆　　豆腐　　鸡蛋

海产品　　蔬菜　　水果

益肾乌发杂粮豆浆 （产后脱发推荐食谱）

原料

小米............ 100 克

黑芝麻 .... 50 克

核桃............. 10 克

枸杞............. 10 克

调料

冰糖............. 20 克

做法

1. 备好豆浆机，加入小米、枸杞、清水，至水位线即可。

2. 盖上豆浆机机头，选择"五谷"程序，再选择"开始"键，待材料磨好。

3. 打开盖，加入黑芝麻、核桃和冰糖。

4. 盖上豆浆机机头，选择"五谷"程序，开始打浆，待豆浆机运转约 20 分钟，即成豆浆，取下机头，将煮好的豆浆倒入碗中即可。

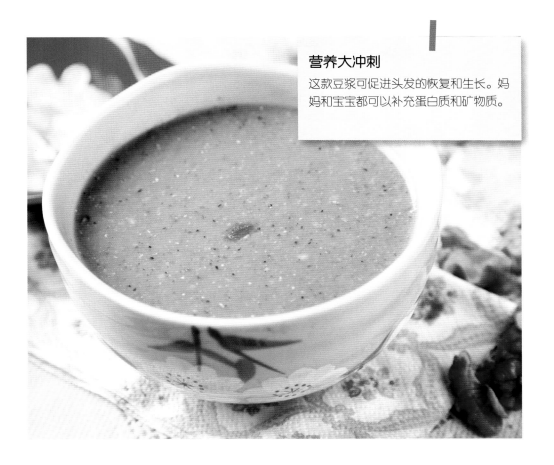

营养大冲刺

这款豆浆可促进头发的恢复和生长。妈妈和宝宝都可以补充蛋白质和矿物质。

玉米洋葱煎蛋烧 （产后脱发推荐食谱）

原料

玉米粒 .... 120 克
洋葱末 .... 35 克
鸡蛋 .... 3 个
青豆 .... 55 克
红椒圈、香菜碎
.... 各少许

调料

盐 .... 少许
食用油 .... 适量

做法

1. 锅中注入清水烧开，倒入洗净的青豆、玉米粒焯约2分钟，至食材断生后捞出，沥干水分，待用。

2. 取一大碗，打入鸡蛋，搅散、调匀，再倒入焯过的材料，撒上洋葱末，搅散、拌匀，加入少许盐，快速搅拌一会儿，制成蛋液，待用。

3. 用油起锅，倒入调好的蛋液，摊开、铺匀，煎成饼型。

4. 放入备好的红椒圈，转小火，煎出香味；再翻炒蛋饼，用中火煎一会儿，至两面熟透，关火后盛出煎熟的菜肴，装在盘中，食用时分成小块，摆好造型，撒上香菜碎即可。

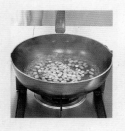

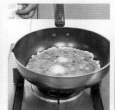
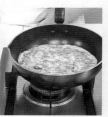

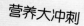

营养大冲刺

鸡蛋可以为妈妈提供营养，促进头发的恢复和生长。

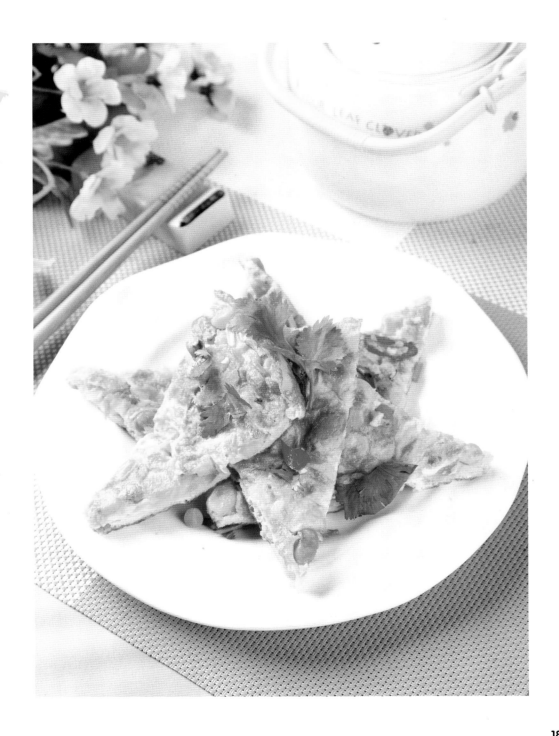

浓香黑芝麻糊 （产后脱发推荐食谱）

原料

糯米............. 100 克
黑芝麻........ 100 克

调料

白糖.............. 20 克

做法

1. 锅置火上，倒入黑芝麻，炒至香味飘出，将炒好的黑芝麻装盘。

2. 备好搅拌机，将炒好的黑芝麻倒入干磨杯中，将干磨杯扣在搅拌机中，磨制直至成黑芝麻粉末，装盘。

3. 将糯米倒入干净的干磨杯中，操作方法和磨制黑芝麻粉相同，将磨好的糯米粉装盘。

4. 砂锅中注入清水烧开，加入糯米粉、黑芝麻粉、白糖，拌至溶化，盛出煮好的芝麻糊，装碗即可。

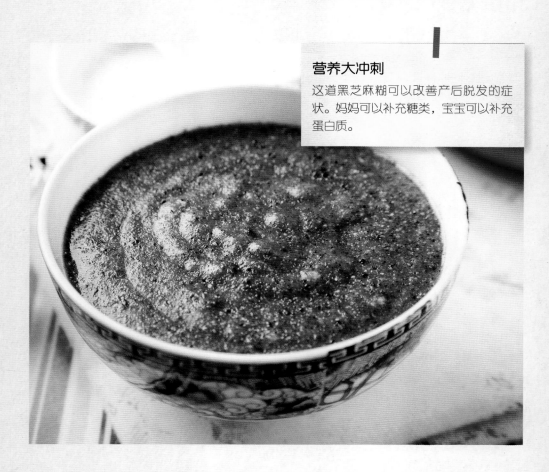

营养大冲刺

这道黑芝麻糊可以改善产后脱发的症状。妈妈可以补充糖类，宝宝可以补充蛋白质。